Frauenä ... enbücher

Herausgeber: Thomas Römer, Andreas D. Ebert

Maritta Kühnert

Notfallsituationen in der Geburtshilfe

Mit Anhang:
Der juristische Notfallkoffer®
von Rolf-Werner Bock

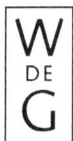

Walter de Gruyter
Berlin · New York

Prof. Dr. med. Maritta Kühnert
Klinik für Geburtshilfe & Perinatalmedizin
Universitätsklinikum Gießen
und Marburg GmbH,
Standort Marburg Baldingerstraße
35043 Marburg

Rolf-Werner Bock
Rechtsanwalt
Ulsenheimer – Friederich
Rechtsanwälte
Schlüterstr. 37
10629 Berlin

Das Buch enthält 28 Abbildungen und 20 Tabellen

Die Buchreihe *Frauenärztlichen Taschenbücher* wurde von Prof. Dr. med. Wolfgang Straube, Rostock, und Prof. Dr. med. Thomas Römer, Köln, gegründet.

ISBN 978-3-11-021378-2

Bibliografische Information der Deutschen Nationalbibliothek

Die Deutsche Nationalbibliothek verzeichnet diese Publikation in der Deutschen Nationalbibliografie; detaillierte bibliografische Daten sind im Internet über http://dnb.d-nb.de abrufbar.

Projektplanung und -durchführung: Dr. Petra Kowalski
Herstellung: Marie-Rose Dobler
Gesamtherstellung: Druckhaus „Thomas Müntzer", Bad Langensalza
Einbandgestaltung: deblik, Berlin

Vorwort

Geburtshilfliche Notfälle sind grundsätzlich lebensbedrohliche Situationen, die umgehender adäquater Therapie bedürfen.
Ist die Patientin noch schwanger, kann es zur Beeinträchtigung von Mutter und Kind bis hin zur Dekompensation kommen. Sauerstoffmangel in Bezug auf die feto-maternale Einheit kann akut, bedingt durch die Minderperfusion der Plazenta, zur fetalen Hypoxie führen. Bei der entbundenen Patientin stehen primär oftmals ein mengenmäßig unterschätzter Blutverlust oder Krampfanfälle eklamptischer Genese im Vordergrund.
Die Erstversorgung von bewusstseinsgetrübten oder bewusstlosen Patientinnen erfolgt gemäß den allgemeinen Vorgaben wie bei nichtschwangeren Patientinnen nach der **ABC-Regel**:

- **A** = Freimachen der Atemwege
- **B** = Beatmung (Sauerstoffgabe) bei respiratorischen Störungen
- **C** = Behandlung von (Kreislauf-)Zirkulationsstörungen
   (*engl. circulation*)

Dieses Buch soll bei der täglichen Arbeit im Kreißsaal in Notfallsituationen eine Hilfestellung bieten, um zeitnahes und adäquates Handeln zu ermöglichen.
Speziell schwere peripartale Blutungen (PPH) haben eine Prävalenz von 0,5–5 %, sind für Mutter und Kind vital bedrohlich und im Verlauf fulminant. 24 % aller peripartalen mütterlichen Todesfälle sind durch sie bedingt.
Aus diesem Grund ist es wichtig, die therapeutischen Grundlagen zur Behandlung einer PPH, wie die kausale gynäkologische Therapie, die frühzeitige Diagnose und Durchbrechung einer Hyperfibrinolyse, die Substitution von Fibrinogen und Thrombozyten als Endstrecke der Gerinnung und die erweiterte Gerinnungstherapie, zu beherrschen. Alle diese Maßnahmen sollten als schnelle zielgerichtete interdisziplinäre Therapie in enger Kooperation von Geburtshelfern, Hebammen, Anästhesisten und Transfusionsmedizinern erfolgen.

Ziele des vorliegenden Buches sind die Prävention und die rechtzeitige Therapie klinisch relevanter PPH zur Senkung der mütterlichen Morbidität und Mortalität.

Marburg, August 2009   Maritta Kühnert

Inhalt

Abkürzungen

AIS	Amnioninfektionssyndrom
ASS	Acetylsalicylsäure
aPTT	aktivierte partielle Thromboplastinzeit
AT	Antithrombin
AWMF	Arbeitsgemeinschaft der Wissenschaftlichen Medizinischen Fachgesellschaften
BEL	Beckenendlage
BGA	Blutgasanalyse
CRP	C-reaktives Protein
CT	Computertomographie
CTG	Kardiotokographie
DIC	disseminierte intravasale Koagulopathie/Gerinnung
EK	Erythrozytenkonzentrat
EKG	Elektrokardiogramm
EUG	Extrauteringravidität
FFP	*engl. fresh frozen plasma*
Hb	Hämoglobin
Hk	Hämatokrit
IE	Internationale Einheit
IL	Interleukin
i. m.	intramuskulär
INR	*engl. international normalized ratio*
IUFT	intrauteriner Fruchttod
IUGR	intrauterine Wachstumsretardierung
i. v.	intravenös
KG	Körpergewicht
MRT	Magnetresonanztomographie
NMH	niedermolekulares Heparin
NSAID	*engl. non steroidal anti inflammatory drugs*
PFA	*engl. platelet-function-analyzer*
POC	*engl. point of care*

PPH	peripartale Blutungen
PPSB	Blutprodukt mit konzentrierten Vitamin-K abhängigen Gerinnungsfaktoren (Prothrombin, Prokonvertin, Stuart-Prower-Faktor, antihämophiler Faktor B)
r	rekombinant
RDS	*engl. respiratory distress syndrome*
rFVIIa	aktivierter rekominanter Faktor FVII
ROTEM	Rotationsthrombelastometrie
RR	Atemfrequenz (*engl. respiratory rate*)
s.c.	subkutan
SGA	*engl. small for gestational age*
SpO_2	Sauerstoffsättigung
SSW	Schwangerschaftswoche
TAT-Komplex	Thrombin-Antithrombin-Komplex
TPZ	Thromboplastinzeit (Quick)
TRALI	*engl. transfusion-related acute lung injury*
VTE	venöse Thromboembolie
vWF	von-Willebrand-Faktor

1 Physiologische Veränderungen im Gerinnungssystem (Hämostase) während der Schwangerschaft

Im Verlauf einer Schwangerschaft adaptiert sich das mütterliche Gerinnungssystem (▶ Tab. 1.1). Das Blutvolumen ist erhöht und die Kontraktionsfähigkeit des Uterus wirkt als natürliches Tourniquet (natürlicher Selbstabbindemechanismus bei Blutung). Diese **Hyperkoagulabilität** schützt Mutter und Kind vor erhöhter Blutungsneigung. Progesteron hat einen wichtigen Einfluss auf die **Genexpression des Gewebefaktors** (*engl. tissue factor*) durch Stromazellen des Endometriums, auf die unterschiedlichen **Aktivierungsniveaus** der lokalen Hämostase sowie auf die Erhaltung der Schwangerschaft. An der Grenzzone der feto-maternalen Einheit (Plazenta-Uterus) finden sich erhöhte Gewebefaktorwerte, während diese systemisch bei der Mutter vermindert sind.

Die **Fibrinogenkonzentration** im Plasma ist in der Schwangerschaft erhöht (bis auf das 2–3fache der Normalwerte). Die Faktoren FVII, FVIII, FIX, FX und FXII steigen bis zur Geburt an (zwischen 20 und 1000 %). Die FV-Konzentration nimmt nur leicht zu und fällt im dritten Trimenon auf Normalwerte ab. Der Prothrombinwert ändert sich im Verlauf der Schwangerschaft nicht, während FXI- und FXIII-Werte moderat abfallen. Erhöhte Werte für Thrombin-Antithrombin-Komplex (TAT-Komplexe) und Fibrinmonomere bewirken eine aktivierte Gerinnung als Resultat einer **erhöhten Thrombingenerierung**.

Die **Thrombozytenzahl** zeigt während der normalen Schwangerschaft keine starken Veränderungen, kann aber durch die physiologische präpartale Hämodilution um 10 % abfallen. Die Plättchenfunktion ist normal bis leicht verbessert.

Die Konzentration des **von-Willebrand-Faktors** steigt auf bis zu 400 %. Patientinnen mit hämostaseologischen Grunderkrankungen, wie dem von-Willebrand-Jürgens-Syndrom, scheinen dadurch im Laufe der Schwangerschaft vor Blutungen geschützt zu sein.

Die antikoagulatorisch wirkenden **Proteine C und S** sind im Schwangerschaftsverlauf reduziert, die Resistenz gegen aktiviertes Protein C erhöht.

Merke: Schwangere haben im Vergleich zu Nichtschwangeren eine 5–6fach erhöhte Thrombosehäufigkeit.

Während der Geburt zeigen 21 % aller Schwangeren erhöhte **Fibrinogenspaltprodukte**, unmittelbar postpartal tritt dies bei 33 % der entbundenen Frauen auf. Die Erhöhung ist ein Marker für eine aktivierte Blutgerinnung während der Schwangerschaft. Die Ausprägung der Fibrinolyse ist peripartal, je nach Schwangerschaftsverlauf und Zeitpunkt, starken physiologischen Schwankungen unterworfen; initial scheint sie vermindert zu sein, um die empfindliche feto-maternale Schnittstelle Plazenta-Uterus zu schützen. Im Schwangerschaftsverlauf ist der Plasminogenaktivator-Inhibitor-1 (PAI-1) auf das 3–4fache, der PAI-2 dagegen nur mäßig erhöht. Parallel dazu steigen der gewebespezifische Plasminogenaktivator (*engl. tissue-type plasminogen activator,* t-PA) und die Urokinase (*engl. urokinase-type plasminogen activator,* u-PA) leicht an. Die Fibrinolyse ist der Kompensationsmechanismus für die erhöhte Thrombingenerierung.

Bei pathologischen Schwangerschaftsverläufen (z. B. bei Präeklampsie) wird das fibrinolytische System nicht adäquat aktiviert, was sich in erhöhten PAI-1-Werten und konsekutiver Hypofibrinolyse mit der Gefahr einer Störung der kindlichen Perfusion ausdrückt. Unmittelbar peripartal besteht die Gefahr einer fulminanten Fibrinolyse mit schwerer disseminierter intravasaler Koagulopathie (*engl. disseminated intravascular coagulation,* DIC), wenn profibrinolytische Mediatoren über die **Plazenta-Uterus-Achse** ausgeschüttet werden.

Im Rahmen des Geburtsvorganges steigt die FVIII-Aktivität rapide an, postpartal nimmt die Fibrinolyseaktivität in den ersten Stunden ab. Etwa 72 h nach der Geburt sind die **Fibrinogenabbauprodukte** bei 90 % der Entbundenen normal. Insgesamt normalisiert sich das schwangerschaftsadaptierte Gerinnungssystem im Laufe von 6 Wochen post partum.

Merke: Während der Schwangerschaft bestehen ein erhöhtes Gerinnungspotential, eine verminderte antikoagulatorische Aktivität und eine physiologische Veränderung der Fibrinolyseaktivität.

Tab. 1.1: Physiologische Änderungen der Hämostase während der Schwangerschaft

	Schwangerschaft			Geburt	Post partum
	1. Trimenon	2. Trimenon	3. Trimenon		
Fibrinogen	↑	↑↑	↑↑↑		
FVII; FIX; FX FXII	↑	↑↑	↑↑↑		
FV	↑	↓	←→		
FVIII	↑	↑	↑	↑↑	
FXI		↓	↓		
FXIII	↗	↗	←→		
von-Willebrand-Faktor	↑	↑↑	↑↑↑↑		
Fibrinolyseaktivität	↓	↓↓	↓↓	↑↑↑↑	↗
Thrombozytenzahl		↘	↘		
PAI-1		↑↑	↑↑↑		
Protein C, Protein S	↓	↓	↓		
t-PA; u-PA		↑	↑↑		
TAT-Komplexe		↑	↑↑		

←→: gleichbleibend, ↗: leicht ansteigend, ↘: leicht abfallend

2 Peripartale Blutungen (PPH)

Inzidenz

Die Inzidenz der PPH beträgt bis zu 22 %, wobei sich schwere Blutungen meist postpartal als Uterusatonie (Inzidenz: 1:20–1:50) manifestieren. Patientinnen mit antepartaler Blutungssymptomatik haben auch postpartal ein erhöhtes Risiko für Blutungen. Patientinnen mit hereditären Gerinnungsstörungen (z. B. Hämophilie, von-Willebrand-Jürgens-Syndrom) haben antepartal kein erhöhtes, aber postpartal im Vergleich zu gesunden Schwangeren ein deutlich höheres Blutungsrisiko.

Prävalenz

Schwere PPH haben eine Prävalenz von 0,5–5,0 % mit 9 Todesfällen auf 100.000 Geburten. Lebensbedrohliche Blutungen kommen bei 0,1 % der Geburten vor. Zentraler Aspekt der Pathophysiologie dieser Blutungsproblematik ist die peripartale Hämostase.

Prädiktoren

Obligat ist die **präpartale Blutungsanamnese**, die früh vom betreuenden Frauenarzt erhoben werden sollte. Bei pathologischem Befund (z. B. spontanes Nasenbluten, Hämatome, familiäre Blutungsanamnese, Medikamentenanamnese, Stärke und Dauer der Menstruationsblutung) ist eine direkt anschließende interdisziplinäre Untersuchung erforderlich. Patienten mit potentiellen hämostaseologischen Problemen können mit hoher Spezifität und Sensitivität erkannt werden. Bei diesen sollte eine weiterführende Gerinnungsdiagnostik (z. B. PFA-100 (*engl. platelet function analyzer*), Bestimmung des von-Willebrand-Faktors) durchgeführt werden. Dadurch ist neben der Detektion einer gestörten primären Hämostase eine differenzierte Therapie möglich. Bei schwerer Eklampsie haben eine normale Thrombozytenzahl und Laktatdehydrogenasekonzentration (LDH) eine 99–100%ige negative Prädikti-

vität für pathologische Veränderungen bei Quick, aktivierter partieller Thromboplastinzeit (aPTT) und Fibrinogen. Bei Patientinnen mit
schwerer hypertensiver Schwangerschaftserkrankung wird die routinemäßige Bestimmung von aPTT, Quick, Fibrinogen und Thrombozytenzahl vor Regionalanästhesie oder Sectio caesarea angeraten.

Hauptursachen der peripartalen Letalität
- schwere Blutungen (24 %)
- Infektionen (15 %)
- Eklampsie (12 %)

Definition
Das Blutvolumen einer Schwangeren beträgt 9 % ihres Körper-
gewichts. Nach **WHO-Definition** liegt eine **PPH** vor:
- bei einem Blutverlust >500 ml nach vaginaler Geburt
- bei einem Blutverlust >1000 ml nach Sectio caesarea

Eine **schwere PPH** wird wie folgt definiert:
- Blutverlust >150 ml/min innerhalb von 20 min oder
- Verlust von 50 % des zirkulierenden Blutvolumens innerhalb
  von drei Stunden oder
- akuter Blutverlust >1500–2000 ml

Blutverluste zwischen 500 und 1500 ml werden i. d. R. ohne
Schocksymptome toleriert.

Pathophysiologische Endstrecke starker Blutungen ist der **hämorrhagische Schock** und die Verlust- und/oder Verdünnungskoagulopathie. In speziellen Situationen (z. B. vorzeitige Plazentalösung,
Amnioninfektionssyndrom, Puerperalsepsis, septischer Abort,
Fruchtwasserembolie) kann es zu einer gesteigerten Aktivierung
des Gerinnungssystems mit der Folge einer disseminierten intravasalen Gerinnung (DIC) und konsekutiver Verbrauchskoagulopathie
kommen.

Merke: Symptome des hämorrhagischen Schocks bei höherem
Blutverlust sind Agitiertheit, Bewusstseinstrübung, Kaltschweißigkeit, blasses Hautkolorit, Tachykardie, Hypotension, Hyper-
ventilation und Oligurie/Anurie.

Im zeitlichen Verlauf kann die Hämorrhagie als **antepartale**, **peripartale, frühe** (innerhalb von 24 h nach der Geburt) und **späte** (24 h bis sechs Wochen nach der Geburt) **postpartale Blutung** unterschiedlichen Schweregrades eingeteilt werden (▶ Tab. 2.1).

Tab. 2.1: Auftreten von Schwangerschaftsblutungen im zeitlichen Verlauf

antepartal	peripartal	postpartal
ektope Nidation	Placenta praevia	Plazentareste
Trophoblastenstörung	Plazentalösung	atone Uterusblutung
Spontanabort	Uterusruptur	Hemmkörperhämo-
Schwangerschafts-	iatrogene Schädigung	philie
abbruch	Fruchtwasserembolie	
	peripartale Sepsis	
hypertensive Erkrankungen während der Schwangerschaft		
hereditäre Grunderkrankung		
Trauma		

Ursachen

Gründe für Blutungen in der Frühschwangerschaft sind ektope Nidation, Störungen des Trophoblasten und der Spontanabort. In der späteren Schwangerschaft kann die Hämorrhagie durch Placenta praevia, Plazentalösung oder durch einen Schwangerschaftsabbruch bedingt sein.

Im Allgemeinen können Traumata und schwangerschaftsassoziierte Krankheitsbilder wie Sepsis, HELLP-Syndrom, Fruchtwasserembolie oder das protrahierte Dead-fetus-Syndrom im Extremfall eine schwere Blutung mit **disseminierter intravasaler Gerinnung (DIC)** induzieren.

Unmittelbar peripartal ergibt sich die Gefahr der Uterusruptur, der iatrogen bedingten Blutung bei Sectio caesarea oder der unvollständigen Plazentalösung (▶ Tab. 2.2).

Postpartale Blutungen (z. B. atone Uterusnachblutung) sind die häufigste Ursache für den schwangerschaftsassoziierten mütterli-

Tab. 2.2: Auslöser der peripartalen Blutung (4 Ts) (modifiziert nach Schuurmans et al., 2000)

Tonus	Kontraktionsschwäche des Uterus (z. B. postpartale Atonie)
Tissue	gerinnungsauslösende uteroplazentare Einheit (Plazentarest, Lösungsstörung)
Trauma	peripartaler Gewebsschaden (Verletzung der Geburtswege)
Thrombin	erhöhte peripartale Thrombinbildung (Dekompensation der Gerinnung, Koagulopathie)

chen Tod. Therapeutisch ist zu beachten, dass in seltenen Fällen auch nach mehreren Wochen post partum im Rahmen einer Hemmkörperhämophilie schwerste Intervallblutungen auftreten können.

Risikofaktoren

Auch hier unterscheidet man **prä-, intra- und postpartale Risikofaktoren** (▶ Tab. 2.3). Grundsätzlich sollten frühzeitig in der Schwangerschaft anamnestische Risiken für eine PPH erfasst werden. Dazu gehört beim Ultraschallscreening im zweiten Trimenon die Dokumentation der Lokalisation der Plazenta und bei anamnestischen Risiken (Voroperationen) oder Befundrisiken (Placenta praevia) der Ausschluss oder die Bestätigung einer Implantationsstörung.

Als **allgemeine Risikofaktoren** für eine **schwangerschaftsassoziierte Blutungssymptomatik** gelten:

• hereditäre Erkrankungen des Gerinnungssystems
• fortgeschrittenes Alter der Mutter
• Rauchen
• Passivrauchen
• wiederholte Fehlgeburten
• Schwangerschaftsabbruch

Tab. 2.3: Risikofaktoren für eine peripartale Blutung (PPH)

	Präpartal	Intra- und postpartal
Plazenta	• Plazentalösung in der Anamnese • Placenta praevia und deren Risiken, wie vorausgegangene Sectio • Placenta accreta, increta, percreta	• retinierte Plazentareste
Uterus	• Uterusatonie in vorangegangener Schwangerschaft (Wiederholungsrisiko bis zu 25 %) • vorausgegangene Uterusoperationen (z. B. Sectio, Kürettage) • Uterus myomatosus • Überdehnung des Uterus (z. B. Mehrlinge, Polyhydramnion, Querlage)	• Uterusatonie • Uterusruptur, Inversio uteri
Gerinnung	• erworbene Gerinnungsstörung (z. B. medikamenteninduzierte oder organassoziierte Thrombopathie, Morbus Werlhof) • angeborene Gerinnungsstörung (z. B. von Willebrand-Jürgens-Syndrom, Einzelfaktorenmangel, angeborene Thrombopathien)	• Komorbidität mit DIC (z. B. bei schwerer Präeklampsie/HELLP-Syndrom, vorzeitige Plazentalösung, Amnioninfektionssyndrom, Sepsis und Fruchtwasserembolie) • andere Hämostasestörungen (z. B. Verdünnungskoagulopathie, Hyperfibrinolyse)

Tab. 2.3 (Fortsetzung)

	Präpartal	Intra- und postpartal
Sonstiges	• Risiken für eine vorzeitige Plazentalösung (hochpathologischer Uterina-flow, Thrombophilie) • Blutungen vor der Geburt • Multiparität (> 5 Geburten) • hypertensive Schwangerschaftserkrankung (z. B. HELLP-Syndrom mit Gefahr der DIC • Chorioamnionitis • Nikotinabusus	• protrahierte Geburt • Geburtseinleitung und lang anhaltende Oxytocingabe • Makrosomie (> 4000 g bzw. hypertrophes Neugeborenes, *engl. large for gestational age*) • operative vaginale Entbindung (zum Teil isolierte Atonie des unteren Uterinsegmentes • Verletzung der Geburtswege • Kaiserschnitt (besonders Notsectio nach protrahiertem Geburtsverlauf)

Präventive Maßnahmen bei Vorliegen von Risikofaktoren für eine PPH

Merke: Laut Mutterschaftsrichtlinien sollte eine generelle Vorstellung aller Schwangeren vor der Entbindung in einer adäquaten Geburtsklinik (ggf. in einem Perinatalzentrum) erfolgen. Dies gilt in besonderem Maße für Schwangere mit Risikofaktoren für eine PPH.

Im Anhang (▶ Kap. 15.2) findet sich eine Aufstellung über die vorzuhaltende Logistik bei Vorliegen von Risikofaktoren für eine PPH (Notfallplan). Zum Vermeiden von Schadensfällen und aus forensischen Gründen sind die in dem Notfallplan dargestellten Voraussetzungen in jeder Geburtsklinik zu schaffen, speziell die zeitnahe Beschaffung (möglichst innerhalb von 30 min) von Blutkomponenten (z. B. Gefrierplasma, Erythrozyten, Thrombozyten, Gerinnungsfaktoren).

Klinische Grundlagen bei starker PPH

Maternale Kompensationsmechanismen können bis zu 1000 ml Blutverlust ausgleichen, ohne dass klinische Symptome bei der Patientin auftreten, wobei eine Tachykardie der Frau schnell ursächlich auf Schmerzen oder Stress zurückgeführt wird. Eine präpartale starke Blutung (z. B. bei vorzeitiger Lösung, Placenta praevia) wird i. d. R. durch eine Notsectio behandelt. Auch in dieser Situation ist eine optimale intensivmedizinische und anästhesiologische Betreuung der betroffenen Patientin absolut notwendig.

Merke: Der uterine Blutverlust wird im Regelfall um 40–60 % unterschätzt.

Maßnahmen bei schwerer PPH

- großlumigen Venenzugang legen
- arteriellen Zugang legen im Intervall (zur Beurteilung des Volumenstatus), zentralvenöser Katheter bei Katecholaminpflichtigkeit
- Blutverlust messen!
  (**Cave:** Blutverluste in Tüchern usw. berücksichtigen!)
- rasche Klärung der Blutungsursache: Uterustonus tasten, auf unvollständige Plazenta überprüfen (Ultraschallkontrolle, manuelles oder instrumentelles Austasten), Trauma der Geburtswege durch Spiegeleinstellung ausschließen
- medikamentöse und/oder chirurgische Therapie in Abhängigkeit von der Ursache der PPH
- Kontrolle der Vitalparameter, evtl. invasives Monitoring
- initiale Volumensubstitution (kristalloide und kolloidale Lösungen) zum Erhalt der Normovolämie
- Blut kreuzen lassen, Notfalllabor (u. a. Blutbild, Gerinnung)
- Erythrozytenkonzentrate und Gefrierplasma bestellen, ggf. bereitstellen (Kreißsaal, OP)
- bei kritischem Blutverlust (▶ Tab. 2.4) Applikation von Erythrozytenkonzentraten und Gefrierplasma, evtl. Gerinnungsfaktoren (z. B. Fibrinogen, rFVIIa, andere Hämostatika (Tranexamsäure, Aprotinin

Tab. 2.4: Grenzwerte für die Substitution von Erythrozyten, Thrombozyten und Gerinnungsfaktoren bei akuter und anhaltender Blutung

Parameter	Grenzwert
Hämoglobin	7–8 g/dl
Thrombozytenzahl	< 50.000/μl
INR-Wert	> 1,5*
aPTT	> 1,5-fache Verlängerung des Normwertes
Fibrinogen	< 1 g/l

* entspricht z. B. Quick-Wert von <40 % mit Roche, Dade-Behring-Reagenz

(inzwischen für den klinischen Einsatz obsolet aufgrund kardialer Nebenwirkungen), Desmopressin)
- Intensivüberwachung im stationären Verlauf, evtl. invasives Monitoring
- rechtzeitige operative Intervention bei Versagen konservativer Maßnahmen

2.1 Gerinnungsdiagnostik und Therapie der schweren PPH

Basale Gerinnungsdiagnostik

> **Merke:** Alle Standardgerinnungstests ergeben kaum zeitnahe therapierelevante Ergebnisse, deshalb muss die Gerinnungstherapie bei PPH sofort begonnen werden.

Durch eine zeitnah durchgeführte erweiterte Gerinnungsdiagnostik mittels POC-Geräten (*engl. point of care*), wie dem Thrombelastogramm (z. B. ROTEM®), kann die Gerinnungstherapie optimiert werden. Damit kann bettseitig im Zitratblut eine qualitative und quantitative Gerinnungsdiagnostik durchgeführt werden. Durch Zugabe von Aktivatoren zur Probe (z. B. Gewebefaktor) kann eine schnelle und differenzierte Aussage über Details des aktuellen hämostaseologischen Status, wie der plasmatischen Gerinnung, der Gerinnselstabilität, des Fibrinogenanteils im Gerinnsel und des Vorliegens einer Hyperfibrinolyse gemacht werden.

Cave:
- Der Einsatz von POC-Geräten bindet zusätzliches Personal.
- Eine schwere PPH hat eine fulminante Dynamik.
- Eine schwere PPH entsteht meist aus einer komplexen uteroplazentar ausgelösten Gerinnungsstörung in Kombination mit einer Verbrauchskoagulopathie durch funktionelle Störungen in Uterus, Vagina und/oder Plazenta.

Merke: Nie die Bestimmung der Thrombozytenzahl vergessen!

Therapie

Eine **zielgerichtete Therapieoptimierung** der PPH ermöglicht die AWMF-Leitlinie „Diagnostik und Therapie peripartaler Blutungen von 6/2008". Sie enthält u. a. die Definition bestimmter Zielparameter, die es zu erreichen gilt. Conditio sine qua non ist die **interdisziplinäre Zusammenarbeit** zwischen Hebamme, Geburtshelfer, Anästhesisten, Hämostaseologen und Pflege. Die Effektivität dieser Zusammenarbeit bestimmt entscheidend den Verlauf und die Prognose einer PPH. Die frühzeitige zielgerichtete Intervention ist oberstes Gebot!

Merke: Die Hebamme hat eine Schlüsselstellung bei schweren peripartalen Blutungen!

Durch den engen Kontakt zur schwangeren/entbundenen Frau erkennt die Hebamme i. d. R. Blutungssymptomatiken schnell. Im Rahmen einer scheinbar komplikationslosen **Plazentarperiode** kann es ohne weiteres zu Blutverlusten >1000 ml kommen, ohne dass dies bemerkt wird. Schwangere Frauen können bis zu einem Blutverlust von 2000 ml kreislaufstabil bleiben, sie verfallen dann aber sehr schnell und können unmittelbar in eine schwere Gerinnungsstörung und in eine kardiopulmonale Dekompensation geraten. Eine gewissenhafte Überwachung der Plazentarperiode durch Hebammen und Geburtshelfer ist deshalb unerlässlich.

Merke: Die gefährlichste Phase der Schwangerschaft ist die Plazentarperiode! Jedem Blutverlust in dieser Phase muss umgehend diagnostisch und therapeutisch nachgegangen werden (z. B. spritzendes Gefäß aus einer Episiotomie muss mit Klemme oder Naht versorgt werden).

Zur **geburtshilflichen Therapie** gehören Uterotonika und manuelle Maßnahmen zur Kompression, Eisblase zur Vasokonstriktion und Reizkürettage. Die spezifischen (z. B. chirurgischen) Maßnahmen werden unter den einzelnen Krankheitsbildern abgehandelt. **Anästhesiologische Maßnahmen** betreffs der Sicherung der Vitalparameter und der Durchführung einer optimierten aggressiven Therapie der Hämostasestörung unter Berücksichtigung der besonderen peripartalen Blutungspathophysiologie sowie der Gewährleistung einer zeitnahen Bereitstellung von Blutprodukten werden in enger Rücksprache mit dem Geburtshelfer durchgeführt.

Merke: Die enge Kommunikation der Fachdisziplinen bezüglich des Verlaufs der klinischen Blutungssymptomatik ist die wichtigste therapeutische Basis!

Weitere Therapiegrundsätze

- Behandlung der **letalen Trias: Hypothermie, Azidose und Koagulopathie,** um negative Einflüsse auf die Gerinnung zu minimieren
- Erhalt der Normokalzämie
- kein übermäßiger Einsatz von kolloidalen Volumenersatzmitteln (Gefahr negativer Auswirkungen auf die Hämostase betreffs der Fibrinpolymerisierung)
- Eine präpartale Optimierung eines Eisenmangels bei Schwangeren kann den postpartalen Transfusionsbedarf senken.
- Bei präpartaler Anämie oder Placenta praevia sollte eine prädiktive peripartale Erythrozytensubstitution (speziell bei Sectio) in das Kalkül einbezogen werden.

Merke: Im Rahmen einer lebensbedrohlichen peripartalen Blutung ist aus rheologischer Sicht eine **Hb-Optimierung** auf 8–10 g/dl, mit einem Zielhämatokrit von 24–30 % mittels Erythrozytentransfusion therapeutisches Ziel.

Ausschluss einer Hyperfibrinolyse

Bei schwerer peripartaler Blutung sollte frühzeitig an eine Hyperfibrinolyse gedacht werden, deren Durchbrechung ein primäres Ziel der Blutungstherapie sein muss. Die laborchemische Diagnose der Hyperfibrinolyse mittels D-Dimere oder TAT-Komplex ist in der akuten schweren Blutung nicht sinnvoll. Sie wird meist als klinische Ausschlussdiagnose gestellt. Mittels **Thrombelastogramm** kann eine systemische Hyperfibrinolyse zeitnah und eindeutig detektiert werden. Dabei ist die starke Abnahme der Gerinnselfestigkeit im zeitlichen Verlauf Zeichen einer Hyperfibrinolyse und wird durch den Parameter maximale Lyse (ML, %) dargestellt. Durch Zugabe eines Antifibrinolytikums in die pathologische Zitratblutprobe mit nachfolgendem Durchbrechen des Gerinnselzusammenbruchs in vitro, kann die klinische Therapieoption (z. B. Gabe von Tranexamsäure) evaluiert werden.

Cave: Die antifibrinolytische Therapie birgt theoretisch die Gefahr von Thrombosen, die durch zeitgleiche PPSB-Substitution erhöht sein kann. Das Antifibrinolytikum Tranexamsäure hat ein nebenwirkungsarmes und effektives Wirkungsprofil bei der Blutungsprophylaxe während einer Sectio caesarea.

Ein einfacher Gerinnungstest bettseitig ist der **Clot-observation-Test**. Dabei werden 5 ml Vollblut in ein unbeschichtetes Glasröhrchen gefüllt und alle 30 sec vorsichtig gekippt. Nach etwa 8–10 min sollte sich ein Gerinnsel bilden (Normwert). Bei niedriger Fibrinogenkonzentration ist die Gerinnselbildung verzögert oder bleibt aus. Ein Auflösen des Gerinnsels nach 30–60 min deutet auf eine bestehende Hyperfibrinolyse hin. Bei klinischem Verdacht kann ein blindes Anbehandeln der möglichen Fibrinolyse als therapeutische Option gesehen werden. Bei PPH muss differentialdiagnostisch immer an eine Fibrinolyse gedacht werden.

Stärkung der Endstrecke der Gerinnung

Dosierungsangaben für die Substitution von Thrombozyten, Fibrinogen, FFP (*engl. fresh frozen plasma*), PPSB und rekombinantem aktiviertem Faktor VII (rFVIIa) finden sich in Tabelle 2.5.

Thrombozytensubstitution

Thrombozyten sind die **zentrale Reaktionsfläche** für Gerinnungsprozesse in der Thrombingenerierung. Darüber hinaus werden sie in das entstehende Gerinnsel eingebaut und damit verbraucht. Grenzwerte zur Thrombozytensubstitution bei PPH existieren bislang nicht. Schon eine Thrombozytenzahl von < 100.000/µl (moderate peripartale Thrombozytopenie) kann mit einer erhöhten Rate von Frühgeburten und Plazentalösungen verknüpft sein. Ob dabei die Thrombozytenzahl die primäre Ursache für diese schwerwiegende geburtshilfliche Risikosituation ist oder erst sekundär in Folge einer bereits im Vorfeld bestehenden, subklinischen Problematik auftritt, ist noch offen.

Merke: Im Thrombelastogramm zeigt sich präpartal, dass bei einer Thrombozytenzahl von > 75.000/µl mit einer stabilen Gerinnselfestigkeit zu rechnen ist. Während der akuten PPH sollte eine Thrombozytenzahl von 50.000/µl nicht unterschritten werden.

Fibrinogensubstitution

Ein präpartaler Fibrinogenwert von < 400 mg/dl ist mit einer erhöhten peripartalen Blutungswahrscheinlichkeit assoziiert, während aPTT oder Quick-Wert keine Prädiktoren für die Blutungswahrscheinlichkeit sind.

Merke: Im Rahmen der besonderen Pathophysiologie peripartaler Blutungen ist der therapeutisch angestrebte Fibrinogenspiegel höher anzusetzen, als es in den aktuellen Therapieempfehlungen gefordert wird.

Ausgehend von der besonderen Pathophysiologie der Gerinnung bei einer fulminanten PPH ist ein **Fibrinogenwert von
≥ 200 mg/dl** ein wichtiger Zielparameter, der durch **aggressive
Volumengabe (> 30–50 ml/kg KG) von FFP** oder, bei massiver
Blutungssymptomatik, durch **Stoßtherapie mit 4–6 g Fibrinogenkonzentrat (Haemocomplettan®)** erreicht werden kann.

Optimierung der plasmatischen Gerinnung

Die schnelle Optimierung der plasmatischen Gerinnung erfolgt
nach den allgemein gültigen Transfusionsrichtlinien mittels **FFP-
Substitution (15–20 ml/kg KG)**. Bei schwerer Blutung können
Dosierungen > 30 ml/kg KG notwendig sein. Falls eine schwere
Verdünnungs- oder Verbrauchskoagulopathie besteht und akut
nicht genügend FFP-Konzentrate zur Verfügung stehen, kann **in
zweiter Linie die PPSB-Gabe** angebracht sein. Bei **schweren Blutungen** werden **initiale Bolusgaben von 20–25 IE PPSB/kg KG**
empfohlen. Vor PPSB-Substitution wird, sofern es die Blutungs-
dynamik zulässt, die Bestimmung des Quick-Wertes angeraten.
Bei akuten Blutungen sollte die Gabe von PPSB nicht zwangsläu-
fig mit Antithrombin kombiniert werden.

> **Merke:** Ein Quick-Wert > 60 % und eine aPTT < 40 sec sind
> therapeutisches Ziel zur Optimierung der plasmatische Gerin-
> nung.

Akute Transfusionsreaktionen

Mögliche Ursachen sind ABO-Inkompatibilität durch Fehltransfusi-
on, septische Verunreinigungen, hämolytische Reaktionen oder
TACO (*engl. transfusion-associated cardiac overload*), **TRALI**
(*engl. transfusion-related acute lung injury*). Die TRALI-Inzidenz
wird auf 1 : 2000 bis 1 : 5000 pro transfundierter Einheit Frischplasma angegeben. Es tritt gehäuft bei Patienten mit kardialen und hä-
matologischen Grunderkrankungen auf und wird v. a. durch die
Applikation von Einzelspenderplasma getriggert. Speziell Blutpro-
dukte, die von Blutspenderinnen nach mehreren Schwangerschaften gewonnen wurden, gelten als Risikofaktor. Das TRALI kann bis

zu 6 h nach Transfusion auftreten. Pathophysiologisch scheinen antileukozytäre Antikörper die Komplementkaskade zu aktivieren und eine pulmonale Leukostase und Neutrophilenmigration auszulösen. Eine andere pathophysiologische Erklärung bietet der Zusammenhang durch Transfusion von BRM *(engl. biological response modifiers)*, wie Lysophosphatidylcholine und Interleukine (IL-6, IL-8) mit nachfolgender Granulozytenaktivierung. Klinisch manifestiert sich das TRALI als nichtkardiales Lungenversagen unterschiedlichen Schweregrades, im Extremfall als schweres ARDS *(engl. acute respiratory distress syndrome)* mit pulmonaler Schrankenstörung. Die Therapie ist nach sofortiger Beendigung der Transfusion rein symptomatisch.

Merke: Bei Gabe von Blutprodukten sollte man immer auf mögliche akute Transfusionsreaktionen vorbereitet sein (Pflicht zur Vigilanz!).

Rescue-Therapie mit rekombinantem aktiviertem Faktor VII (rFVIIa) (Off-Label-Applikation)

In Fallberichten zeigt sich ein Sistieren der Blutung in fast 90 % der Fälle. Angewandt wurden unterschiedliche Dosierungen, bei peripartaler Blutung i. d. R. eine i. v. Applikation von 40–100 µg/kg KG (meistens 90 µg/kg KG). Die Applikation kann bei klinisch weiter bestehender Blutung nach 15–30 min wiederholt werden. **Voraussetzungen** für einen **maximalen Gerinnungseffekt** sind:

- Normothermie
- pH $\geq 7,2$
- Fibrinogen ≥ 100 mg/dl (≥ 200 mg/dl in der Geburtshilfe)
- Thrombozyten $> 50.000/\mu l$

Eine Hyperfibrinolyse muss vor der Anwendung von rFVIIa mittels Antifibrinolytika durchbrochen werden, da andernfalls keine adäquate Wirkung von rFVIIa zu erwarten ist. Die verzögerte Applikation kann aufgrund der möglichen metabolischen Entgleisung die therapeutische Potenz vermindern. Die Verwendung von rFVIIa bleibt bislang eine therapeutische Einzelfallentscheidung.

Tab. 2.5: Dosierungsangaben für die Substitution von Thrombozyten, Fibrinogen, FFP, PPSB und rFVIIa

Substanz	Dosierung
Thrombozyten bei Thrombozytenzahlen < 50/nl	Thrombozytenkonzentrat nach Bedarf
Fibrinogen Zielparameter: minimaler Fibrinogenwert von ≥ 200 mg/dl	bei starken Blutungen und Werten < 150 mg/dl: • Substitution von **3–5 g Fibrinogen** oder • Stoßtherapie mit **4–6 g Fibrinogenfaktorenkonzentrat** (Haemocomplettan®)
FFP **Cut-off-Werte für die Substitution:** • Quick $< 50\%$ • aPTT > 45 sec • Fibrinogen < 200 mg/dl • Transfusion bei schwerer Blutung ohne vorherige Globaltestergebnisse erwägen	aggressive **FFP Volumengabe:** $> 30–50$ **ml/kg KG** normale Dosierung: **15–20 ml/kg KG** **Merke:** 1 ml FFP/kg KG erhöht die Faktorenaktivität um 1% **Cave:** Volumenüberladung **Alternative: Faktorenkonzentrate Transfusionsverhältnis FFP : EK = 1 : 1 bis 1 : 1,5** (um ausreichend Gerinnungsfaktoren zuzuführen) bei schwerer Verdünnungs- oder Verbrauchskoagulopathie und logistisch akut nicht genügend verfügbaren FFP-Konzentraten

Tab. 2.5 (Fortsetzung)

Substanz	Dosierung
PPSB • enthält F II, VII, IX und X (prokoagulatorische Faktoren) • Konzentration an Gerinnungsfaktoren 25fach höher als im Plasma • thromboembolische Komplikationen selten	in zweiter Linie **PPSB-Gabe** initialer Bolus von **20–25 IE PPSB/kg KG** bei schweren Blutungen. Vor Substitution möglichst Quick-Wert bestimmen. Ein Quick > 60 % und eine aPTT < 40 sec sind therapeutisches Ziel, um die plasmatische Gerinnung zu optimieren.
Eine IE PPSB/kg KG hebt die Aktivität der Faktoren VII und IX um 0,5–1 %, die der Faktoren II und X um 1–2 % an. Die Dosierung sollte möglichst laborgesteuert über den Quick-Wert erfolgen.	Die gleichzeitige Gabe von Antithrombin ist bei starker Blutung nicht sinnvoll.
rFVIIa (Conditio sine qua non für einen maximalen Gerinnungseffekt)	in der Regel i. v. **90 µg/kg KG,** bei klinisch weiter bestehender Blutung nach 15–30 min wiederholbar
Vorraussetzungen für eine Therapie: Normothermie, pH $\geq$ 7,2, Fibrinogen $\geq$100 mg/dl ($\geq$ 200 mg/dl in der Geburtshilfe), Thrombozyten > 50 ml, Ausschluss einer Hyperfibrinolyse	

Peripartale Blutungen bei Zeuginnen Jehovas

Aufgrund der generellen Ablehnung einer Therapie mit Erythrozytenkonzentraten, FFP oder Thrombozytenkonzentraten ist ein alternatives Therapieregime nötig. Neben **Tranexamsäure** scheint rFVIIa eine akzeptierte Behandlungsoption zu sein.

Adjuvante Therapie

Bei Krankheitsbildern, wie dem von-Willebrand-Jürgens-Syndrom oder hereditärer Hämophilie ist der Einsatz entsprechender Therapeutika (z. B. Desmopressin (Minirin®), FVIII- und FIX-Konzentrat geboten). Im Rahmen eines schwangerschaftsassoziierten **Bernhard-Soulier-Syndroms (hämorrhagische Thrombozytendystrophie)** kann Desmopressin die Blutungskinetik über eine Verbesserung der Thrombozytenaggregation vermindern. Es handelt sich um eine autosomal rezessiv vererbbare Makrothrombozytopenie, bei der auf der Thrombozytenmembran das Glykoprotein 1 (von-Willebrand-Faktor-Rezeptor) fehlt; klinisch manifestiert sich die Erkrankung durch Epistaxis, Purpura, Schleimhautblutungen bis hin zu lebensbedrohlichen Blutungen.

Risikomanagement und Alarmpläne

Jede geburtshilfliche Klinik muss einen für sie zugeschnittenen Therapiealgorithmus für akute Blutungen und andere geburtshilfliche Notfälle haben (▶ Tab. 2.6).

Tab. 2.6: Vorgehen bei massiver geburtshilflicher Blutung (speziell bei Atonie)

- Laborergebnisse nicht abwarten!
- Gerinnungskontrolle (inkl. Thrombozyten) **vor Therapiebeginn**
- initiale Gabe von 2–4 FFP + EK (**Regel**: EK : FFP = 2 : 1, bei massiver Gerinnungsstörung 1 : 1) + Antifibrinolytika (Tranexamsäure 1,5 g i. v.)
- bei Fibrinogen <200 mg/dl Gabe von Fibrinogenkonzentrat (3–5 g (50 mg/kg KG))
- Thrombozytenkonzentrate bei Bedarf (< 50.000/µl spätestens nach 10 EK)
- Gerinnungskontrolle und Thrombozytenzahl nach dieser initialen Therapie
- **NovoSeven®** (rFVIIa) erst bei Therapieresistenz 1–2 mal im Abstand von 2 h **initialer Einsatz von NovoSeven® bei der sehr seltenen erworbenen Hemmkörperhämophilie A (noch seltener B)** Dosierung 90 µg/kg KG alle 2–3 h
- **Cave:** Nebenwirkungen können Thromboembolien sein

3 Patientennahe Gerinnungsdiagnostik – Möglichkeiten und Grenzen

Tabelle 3.1 zeigt die Parameter der konventionellen Point of Care (POC) Labordiagnostik. Tabelle 3.2 gibt einen Überblick über POC-Methoden und ihren Aussagewert.

Merke: Bei unklarer Situation ist das klinische Bild die wichtigste Entscheidungsgrundlage für die therapeutische Intervention.

Tab. 3.1: Parameter der konventionellen POC-Labordiagnostik

Hb,	12–16 g/l
Hk	0,4–0,8 %
Thrombozytenzahl	> 150.000 g/l
Ca^{2+}-Konzentration	2,2–2,7 mmol/l
Quick (Thromboplastinzeit (TPZ))	70–130 %
aPTT (aktivierte partielle Thromboplastinzeit)	bis 38 sec

Zu den patientennah durchführbaren **Gerinnungsdiagnostik-methoden aus Vollblut** zählen **ROTEM®, TEG® und Sonoclot®**. Der **Vorteil der Methoden** ist die Möglichkeit des frühzeitigen Erkennens einer Hyperfibrinolyse. **Nachteile** sind die Einschränkung der Thrombozytenfunktionsdiagnostik bei großen Blutverlusten mit Massivtransfusion und die Beeinflussung der Messergebnisse durch die Absenkung des Hk und/oder der Thrombozytenzahl.

Grenzen der einzelnen Verfahren

- **ROTEM®** erfasst die primäre Hämostase nicht. Dazu dient die Thrombozytenfunktionsdiagnostik.
- **Multiplate®** ist sensitiv für Medikamenteneffekte (ASS, NSAID, Clopidogrel) und abhängig von der Thrombozytenzahl.
- **Verifynow®** ist in Deutschland nicht verbreitet.

Tab. 3.2: POC-Methoden und ihr Aussagewert

Quick, aPTT	• erfassen die Schnelligkeit der Fibrinbildung • erfassen nicht die Stabilisierung des Gerinnsels; bei Hypo-, Dys- oder Afibrinogenämie nur eingeschränkt interpretierbar • nicht spezifisch für eine Hyperfibrinolyse (Fibrinogenspaltprodukte verlängern die globalen Gerinnungszeiten) • kein Vorhersagewert für notwendigen Transfusionsbedarf • die isolierte Thrombozytenzahl ist bei Thrombozytenfunktionsstörungen nicht aussagekräftig • Erythrozyten, Leukozyten und Thrombozyten sind bei einer reinen Plasmaprobe (Quick und aPTT) nicht berücksichtigt

Cave: Analytik immer bei 37 °C in gepuffertem Zitratblut (nicht bei Patiententemperatur und aktuellem ph-Wert); Ergebnisse frühestens nach 30–60 min verfügbar

---

• **PFA-100**® ist sensitiv für ASS und von-Willebrand-Jürgens-Syndrom, aber nicht sensitiv für Clopidogrel und ungenau bei Thrombozyten < 100.000/µl.

Bei Notfallsituationen gilt es grundsätzlich die **„Tödliche Trias"** zu vermeiden:

• **progrediente Hypothermie** (Bei <34 °C wird die Aggregationsfähigkeit der Thrombozyten beeinträchtigt; es kommt zu einer verstärkten Sequestrierung von Thrombozyten in Leber und Milz und zu einer verminderten Geschwindigkeit enzymatischer Gerinnungsabläufe.)

• **Azidose**

• **schwere Koagulopathie durch fortschreitenden Blutverlust**

Die **Voraussetzung für das Wiederherstellen einer intakten Hämostase** sind schnellstmögliche Korrekturen von:

• Hypothermie
• Azidose
• Anämie
• Hypokalzämie

Tabelle 3.3 gibt wieder, welche Cut-off-Werte für die Gerinnungs-therapie gelten.

Tab. 3.3: Cut-off-Werte für die Gerinnungstherapie

	konventionelles Labor	ROTEM®
FFP	Quick < 50 % aPTT > 45 sec Fibrinogen < 100 mg/dl*	CT_{EXTEM} > 80 sec und/oder CT_{INTEM} > 240 sec
Fibrinogen	Fibrinogen < 150 mg/dl*	$A10_{FIBTEM}$ < 10 mm
PPSB	Quick < 30 % aPTT > 65 s	CT_{EXTEM} > 90–100 sec und/oder CT_{INTEM} > 300 sec
Thrombozyten	<50–100/nl	$A10_{FIBTEM}$ ≥ 10 mm plus $A10_{EXTEM}$ < 40 mm
Tranexamsäure	bei klinischem Verdacht auf Hyperfibrinolyse	ML_{EXTEM} > 15 % ML_{APTEM} < 15 %
Hk	30 % bei Blutung anstreben	
Ca^{2+}	> 0,9 mmol/l	

* In der Geburtshilfe besser ≥ 200 mg/dl
CT (engl. clotting time) Gerinnungszeit: Zeit von Beginn der Messung bis die Gerinnung einsetzt ⇒ **Gerinnungsaktivierung, Thrombinbildung, Beginn der Gerinnselpolymerisation**
ML (engl. maximum lysis) Maximale Lyse: Ausprägung der Gerinnsellyse in% von MCF (engl. maximal clot firmness) ⇒ **Stabilität des Gerinnsels wenn ML <15 % innerhalb 1 h**
A 10: Amplitude nach 10 min, Bewertung nach MCF: Interaktion Fibrino-gen/Fibrin/Thrombozyten; physiologische Lyse innerhalb von 60 min < 15 % des MCF; pathologischer Mangel an FXIII, Thrombozyten bzw. Fibrinogen
EXTEM: Aktivierung der Gerinnung durch Thromboplastin (engl. tissue factor). Erfassung der Faktoren: VII, X, V, II, I, Thrombozyten, Fibrinolyse
INTEM: Aktivierung der Gerinnung über Kontaktphase. Erfassung der Faktoren: XII, XI, IX, VIII, X, V, II, I, Thrombozyten, Fibrinolyse
FIBTEM: Aktivierung wie im EXTEM unter Zusatz von Cytochalasin (Thrombozyten-blockierende Substanz). Mit dem FIBTEM können Fibrino-genspiegel und Fibrinpolymerisation funktionell beurteilt werden.
APTEM: Aktivierung wie im EXTEM unter Zusatz von Aprotinin (Fibrino-lyseinhibitor). Im Vergleich zum EXTEM kann eine massive Hyperfibrino-lyse nach ca. 10 min erkannt werden.

4 Therapeutische Maßnahmen bei Gerinnungsstörungen

Klinische Hinweise auf eine manifeste Gerinnungsstörung
- profuse Blutung aus dem Kapillarbett an Wundoberflächen, keine sichtbare Gerinnselbildung im OP-Situs
- Schleimhautblutungen (z. B. Blut im Endotrachealtubus nach Absaugen oder Nasenbluten)
- Blutungen aus vorher trockenen Kathetereinstichstellen
- Hämaturie
- blutiges Magensekret

Transfusion von gefrorenem Frischplasma (FFP)

Cut-off-Werte
- Quick <50 %
- aPTT >45 sec oder
- Fibrinogen < 100 mg/dl (Geburtshilfe: < 200 mg/dl)

Eine Transfusion sollte bei schwerer Blutung auch ohne vorherige Globaltestergebnisse in Erwägung gezogen werden. Die **Dosierung** beträgt **15–20 ml/kg KG**.

Merke: 1 ml FFP/kg KG erhöht die Faktorenaktivität um etwa 1 %.

Cave: Volumenüberladung (alternativ Faktorenkonzentrate), TRALI, Zitratreaktion (Kontrolle mit Blutgasanalyse (BGA))

Grenzen und Nebenwirkungen
- Transfusionsverhältnis **FF : EK = 1 : 1 bis 1 : 1,5** (um ausreichend Gerinnungsfaktoren zuzuführen)
- Bei Transfusion hoher Plasmadosen ist eine temporäre Hypokalzämie möglich (beeinträchtigt die Gerinnung).

Gerinnungsfaktorenkonzentrate

Fibrinogen

- frühe Substitution notwendig
- oft als erstes kritisch vermindert und eine Koagulopathie aus- lösend
- bei starken Blutungen und **Fibrinogenwerten < 200 mg/dl Subs- titution von 3–5 g Fibrinogen**

PPSB

- Enthält die prokoagulatorischen Faktoren II (**P**rothrombin), VII (**P**rokonvertin), X (**S**tuart-Prower-Faktor) und IX (antihämophiler Faktor **B**).
- Die Konzentration an Gerinnungsfaktoren ist 25fach höher als im Plasma.
- Thromboembolische Komplikationen sind selten.
- Die initiale **Dosierung** von PPSB liegt je nach Ausmaß der Ge- rinnungsstörung bei **20–25 IE/kg KG**.
- Die gleichzeitige Gabe von Antithrombin ist bei starker Blutung nicht sinnvoll.

Merke: Eine IE PPSB/kg KG hebt die Aktivität der Faktoren VII/ IX um 0,5–1 %, die der Faktoren II/X um 1–2 % an. Die Dosie- rung sollte möglichst über den Quick-Wert gesteuert werden.

Transfusion von Thrombozytenkonzentraten

Grenzwerte bei strenger Indikationsstellung: Thrombozyten ≤ 50.000–80.000/µl

- keine prophylaktische Gabe (verhindert keine Koagulopathie)
- keine Beeinträchtigung der Gerinnung durch eine reine Throm- bozytenfunktionsstörung

Hämostatisch wirksame Medikamente

Tabelle 4.1 gibt einen Überblick über die hämostatisch wirksamen Medikamente. Informationen zum rFVIIa finden sich in Tabelle 4.2.

Tab. 4.1: Überblick über hämostatisch wirksame Medikamente

Antifibrinolytika (Tranexamsäure)	• für die Behandlung der Hyperfibrinolyse • bei klinischem Verdacht, kalkulierte Therapie mit Tranexamsäure auch ohne Labornachweis **Dosierung: 10–20 mg/kg KG als Bolus.**
Desmopressin (DDAVP) Setzt den von-Willebrand-Faktor und Faktor VIII aus dem Endothel der Lebersinusoide frei und verbessert dadurch die primäre Hämostase.	• klassische Indikation bei von-Willebrand-Jürgens-Syndrom und milder Hämophilie A • ferner bei hepatischen, urämischen und ASS-induzierten Thrombozytenfunktionsstörungen **Dosierung: 0,3 µg/kg KG über 30 min (Wiederholungsdosis nach 6 h möglich)** **Cave:** Gefahr von Kreislaufdepression, Hyponatriämie, Wasserretention, Fibrinolyse; bei Säuglingen und Kleinkindern epileptische Anfälle
Rekombinanter aktivierter Faktor VII (rFVIIa)	**Dosierung: 90 µg/kg KG** **Merke:** Optimale Voraussetzungen müssen erfüllt sein (Temperatur, pH, Ca, Hb), darüber hinaus muss ausreichend Substrat vorhanden sein (Fibrinogen, Thrombozyten). **Cave:** Gefahr von Thromboembolien

Tab. 4.2: Übersicht über den rekombinanten aktivierten Faktor VII (rFVIIa)

Wirkweise	Supraphysiologische Plasmaspiegel von rFVIIa nach i. v. Gabe induzieren einen *„thrombin burst"* durch direkte Aktivierung von Faktor X an der Oberfläche aktivierter Thrombozyten. Unter hohen Thrombinkonzentrationen wird: • die Geschwindigkeit der Fibrinbildung gesteigert • die Fibrinstruktur über die Aktivierung des fibrinstabilisierenden Faktors XIII gefestigt • das entstandene Gerinnsel durch Einbau des Fibrinolyseinhibitors TAFI (*engl. thrombin activatable fibrinolysis inhibitor*) vor dem vorzeitigen Abbau geschützt
derzeitig zugelassen für	• Blutungen bei Hemmkörperhämophilien (Antikörper gegen Faktor VIII oder IX) • **Thrombasthenie** (angeborene Dysfunktion des Thrombozyten-GPIIb/IIIa-Rezeptors) • angeborenen Faktor-VII-Mangel
Risiken beim Einsatz	Risiko für thromboembolische Komplikationen: • bei älteren Menschen • bei disseminierter intravasaler Gerinnung • beim Crush-Syndrom • bei Sepsis
Indikation zum Off-label-use	Nur bei andauernder diffuser Blutung trotz: • Optimierung der Rahmenbedingungen (Temperatur > 35C; pH > 7,20; Ca > 0,9 mmol/l; Hb > 8–9 g/dl und • ausreichender Substratsubstitution (Fibrinogen > 100 mg/dl, Geburtshilfe > 200 mg/dl, Thrombozyten > 50/nl)
Dosis	• **90 µg/kg KG** • **Repetitionsdosen bei nicht ausreichender Wirkung nach 0,5–2 h** • **grundsätzlich kritische Indikationsstellung**

5 Spezielle blutungsassoziierte peripartale Krankheitsbilder

Ursachen einer antepartalen Blutung nach der 21. + 0. SSW (vaginale Blutung in der Spätschwangerschaft) sind in 80 % der Fälle eine **Placenta praevia** oder eine **vorzeitige Plazentalösung,** mit i. d. R. maternalen Blutungen. Rupturen einer **Insertio velamentosa** oder von **Vasa praevia** kommen in 0,1–7 % der Fälle vor und sind fetale Blutungen. Einen Überblick über die Differentialdiagnosen der häufigsten Ursachen gibt Tabelle 5.1.

Tab. 5.1: Differentialdiagnosen bei Blutungen in der Schwangerschaft

Symptom	Placenta praevia	vorzeitige Plazentalösung	Uterusruptur	Zeichnungsblutung
Blutung	stark hell nach außen	gering dunkel nach außen stark nach innen	stark nach außen	gering
Schmerzen	keine	Dauerschmerz	Zerreißungsschmerz	kontraktionsbedingt
Uterustonus, Wehen	weich keine Wehen	bretthart erhöht Dauertonus	Wehensturm dann Sistieren der Wehen	regelmäßige Kontraktionen
fetale Herzfrequenz	normal	Dezelerationen, Bradykardie	fehlend oder bradykard	normal
fetale Lage	Lageanomalie	vorangehender Kindsteil im Beckeneingang	Fetus extrauterin disloziert	VT in BE

Tab. 5.1 (Fortsetzung)

Symptom	Placenta praevia	vorzeitige Plazenta- lösung	Uterusruptur	Zeichnungs- blutung
Zervix	unreif	unreif	eröffnet	geburtsreif
Kreislauf	stabil	instabil Schock	instabil Schock	stabil
Gerinnung	normal	gestört	normal	normal

5.1 Funktionelle plazentare Störungen

5.1.1 Placenta praevia

Inzidenz
0,3–0,5 %, steigt bei Zustand nach Sectio auf bis zu 4,25 % an

Definition
Dystoper Sitz der Plazenta nach Implantation **im unteren Uterin-segment** nach der 20. SSW. Abbildung 5.1 stellt schematisch die unterschiedlichen Formen der Placenta praevia dar.

- **Placenta praevia totalis** (20 %): Die Plazenta verdeckt den inneren Muttermund komplett (▶ Abb. 5.2).
- **Placenta praevia partialis** (bis zu 50 %): Die Plazenta verdeckt den inneren Muttermund partiell.
- **Placenta praevia marginalis**: Die Plazenta erreicht den inneren Muttermund randständig.
- **tiefsitzende Plazenta**: Die Plazenta sitzt im unteren Uterinseg-ment und ist >5 cm vom inneren Muttermund entfernt.
  (Placenta praevia marginalis und tiefer Sitz zusammen bis zu 50 %)

Klinik
Das **Kardinalsymptom** der Placenta praevia ist eine **hellrote vagi-nale schmerzlose Blutung,** i. d. R. aus völligem Wohlbefinden der

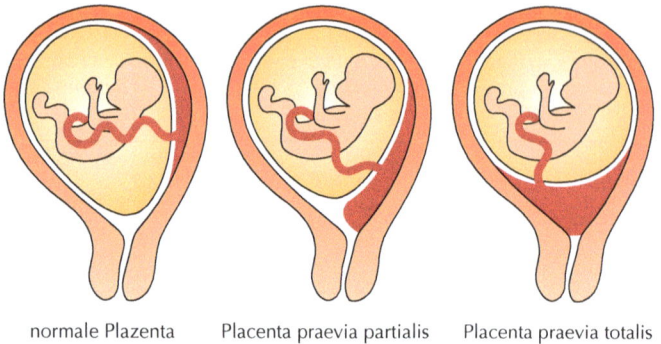

normale Plazenta   Placenta praevia partialis   Placenta praevia totalis

Abb. 5.1: Einteilung der Placenta praevia.

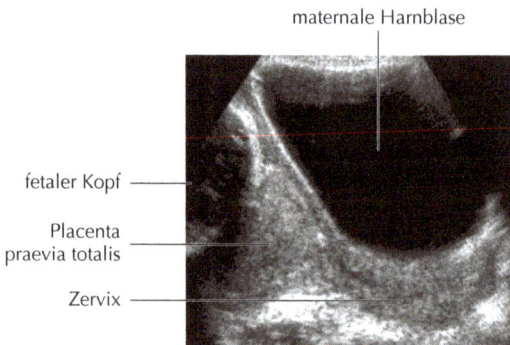

maternale Harnblase

fetaler Kopf

Placenta
praevia totalis

Zervix

Abb. 5.2: Ultraschallbild einer Placenta praevia totalis.

Patientin heraus, meist nach der 28. SSW bei wehenlosem Uterus, oftmals gehen Schmierblutungen voraus (**annoncierende Blutung**).

Komplikationen
Maternal:
● Hämorrhagischer Schock
● Placenta accreta (15 % besonders bei einer Vorderwandplazenta)

- postpartale Blutung
- chirurgische und anästhesiologische Komplikationen
- Luftembolie
- postpartale Sepsis

Fetal:
- Frühgeburtlichkeit
- intrauterine Wachstumsretardierung (IUGR (*engl. intrauterine growth restriction*) bei gehäuften antepartalen Blutungen
- Malformationen
- Nabelschnurvorfälle, Fehleinstellungen, fetale Anämien, intrauteriner Fruchttod

Wiederholungsrisiko
4–8 %

Diagnose
- transabdominale oder transperineale Sonographie (in 95 %)
- transvaginale Sonographie (Messen des Abstandes zwischen Plazentarand und Os internum)
- Plazentamorphologie: Ausschluss von Lösungen und Blutungen
- Farbdoppler (Frage der Resorption von Blutungsherden)
- Spekulumeinstellung (**Cave:** Vorsichtig in Sectiobereitschaft!)

Merke: Keine vaginale Untersuchung! Schwangere mit sonographisch nachgewiesener Placenta praevia sollten ab der 32.–34. SSW stationär aufgenommen werden, da sie akut schwer bluten können.

Therapie
Konservativ:
- zwischen 23. + 5. und <34. + 0. SSW fetale Lungenreife mit 2 × 12 mg Celestan® i. m./i. v. in 48 h unter Tokolyse und Bettruhe
- Kreuzblut abnehmen und Blutkonserven bereitstellen

Sectio:
- bei lebensbedrohlicher Blutung unabhängig vom Gestationsalter
- >34. + 0. SSW obligat

- tiefe Umstechung der blutenden Gefäße unter Myometriummitnahme
- Atonieprophylaxe (Prostaglandin i. v.)
- Umstechung der Uterinaäste beiderseits oder Embolisation
- Hysterektomie als Ultima ratio bei Placenta percreta (**Sectiohysterektomie)** oder
- **Konservativ nach Sectio**, Belassen der Plazenta mit **Methotrexattherapie** (**1 mg/kg KG** oral für 7 Wochen) und Entwicklung der demarkierten Plazenta nach Wochen

Merke: Durch verminderte Kontraktionsfähigkeit des unteren Uterinsegmentes und gleichzeitiger Placenta accreta resultiert oft eine starke Blutung aus dem Plazentabett! Schwere Läsionen im plazentaren Gefäßbett bedingen oft schwere Hämorrhagien.

Prävention

Bei Diagnose: Aufklärung über mögliche Blutungen, kein Geschlechtsverkehr; je nach Wohnortentfernung zur Geburtsklinik stationäre Aufnahme erwägen.

5.1.2 Vorzeitige Plazentalösung

Inzidenz
0,2–2,6 %

Definition
Eine Blutung zwischen Plazenta und Uteruswand bewirkt eine Plazentalösung (▶ Abb. 5.3, Abb. 5.4) mit Bildung eines retrochorialen Hämatoms und durch dieses eine Einschwemmung von thromboplastisch wirksamen Substanzen, die zu einer Verbrauchskoagulopathie und eine DIC führen können. Zu den **prädisponierenden Faktoren** gehören:

- Uterusfehlbildungen
- Myome
- Hypertonie, Präeklampsie
- Zustand nach vorzeitiger Lösung (10–17 %)
- angeborene Gerinnungsstörungen
- U. cava-Syndrom

- Nephropathien
- Nikotin-, Alkohol- oder Kokainabusus
- mechanische Faktoren (Trauma, Mehrlinge, Fruchtwasserentlastungspunktion, Fetuskopie)

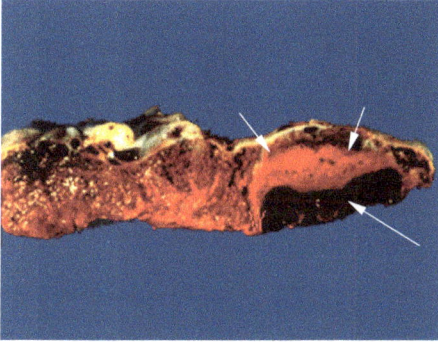

Abb. 5.3: Plazenta mit vorzeitiger Lösung (siehe Pfeile).

Klinik

Als **Kardinalsymptom** gilt eine **plötzlich einsetzende, schmerzhafte Blutung**. Weitere Symptome sind Uterusschmerz, uterine Dauerkontraktion, pathologisches CTG, in 80 % der Fälle vaginale Blutungen (bei 40 % milde, bei 60 % starke Blutungen). Tabelle 5.2 zeigt die Einteilung der vorzeitigen Lösung in Abhängigkeit vom klinischen Schweregrad.

Komplikationen
Maternal:
- Volumenmangelschock
- Disseminierte intravasale Gerinnungsstörung (DIC)
- Multiorganversagen
- postpartale Blutungsstörung
- feto-maternale Mortalität

Fetal:
- begleitende Fehlbildungen (< 5)
- IUGR (< 80 %)
- gestörte postpartale Gerinnung
- erhöhte perinatale Morbidität und Mortalität (14–80 %)

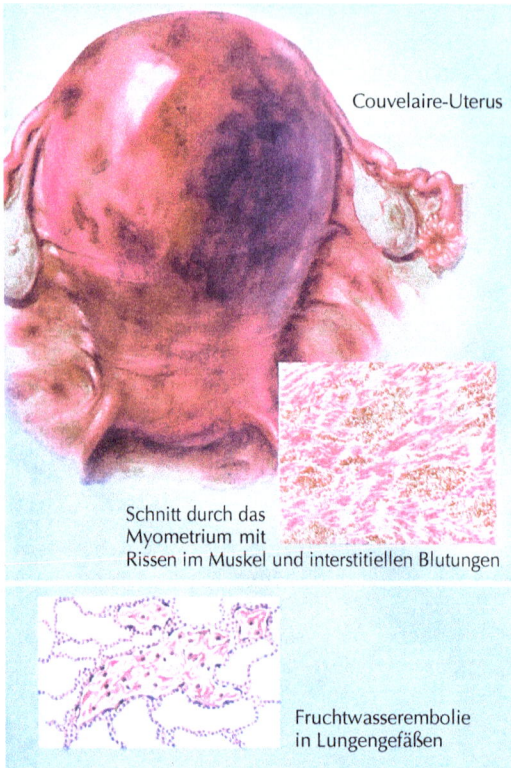

Abb. 5.4: Couvelaire-Uterus bei kompletter vorzeitiger Lösung.

Wiederholungsrisiko
5–25 %

Diagnose
- Sonographie (**typisch:** im Bereich des Hämatoms keine normale Plazentamorphologie darstellbar)
- Doppler ist nicht geeignet

Tab. 5.2: Einteilung der vorzeitigen Plazentalösung in Abhängigkeit vom klinischen Schweregrad (nach Page)

Schweregrad	Klinik
Grad 0	• asymptomatische Patientin • keine fetale Beeinträchtigung • Diagnose: sonographisch oder erst postpartal
Grad 1	• geringe Blutung nach innen oder außen • Uterus gering druckschmerzhaft mit geringer Tonuserhöhung • mütterlicher Kreislauf stabil • Fetus selten beeinträchtigt
Grad 2	• mittelschwere Blutung nach innen oder außen • mütterlicher Kreislauf kompensiert • fetale Gefährdung erkennbar (CTG charakteristisch)
Grad 3	• schwere Blutung nach innen oder außen • Uterus extrem druckschmerzhaft mit abdomineller Abwehrspannung (**Défense musculaire**) • in 30 % mütterlicher Schock mit Gerinnungsstörung • das Kind ist abgestorben

- Labor: Blutbild, D-Dimere (ein Anstieg im Verlauf ist entscheidend), Fibrinogen und Thrombozytenzahl im Verlauf
- CTG: typisch sind Tachykardien mit Dezelerationen

Cave: Eine normale Sonomorphologie schließt eine klinisch relevante vorzeitige Plazentalösung speziell bei Hinterwandplazenta nicht aus!

Merke: Eine ausgeprägte Plazentalösung ist auch bei unauffälligem CTG möglich!

Differentialdiagnostik (▶ Tab. 5.1)

Therapie
Aktives Vorgehen:
- bei ausgedehnter vorzeitiger Lösung, pathologischem CTG und großem retroplazentarem Hämatom sofort **Notsectio**
- bei IUFT mit geburtsbereitem Befund, normalem Labor und kreislaufstabiler Patientin Geburtseinleitung unter engmaschigen Kontrollen, bei Pathologie Sectio

Bei Sectio kommt es gehäuft zu einer Atonie. Manuelle Kompression des Uterus und Prostaglandingabe sind obligat. Vor einer Hysterektomie sollten die manuelle Kompression des Uterus und B-Lynch-Nähte oder Z-Nähte (▶ Kap. 6.3) indiziert werden.

Abwartendes Verhalten:
- bei lebendem Kind < 34. + 0. SSW und geringer Blutung Lungenreifebehandlung
- bei Wehenbereitschaft kurzfristige Tokolyse (für 48 h); Blutkonserven bereitstellen

Merke: Keine ambulante Betreuung bei symptomatischer Patientin (Schmerzen, Blutung, Wehen)!

Prognose
Maternale Mortalität: 0,5–5 % (DIC oder schwere Blutung 1 %)
Perinatale Mortalität: 14–67 % (abhängig vom Gestationsalter)

Prävention
Frühzeitiges Erfassen von Risikofaktoren (pathologischer Doppler der A. uterina, IUGR, Präeklampsie) und damit präventives Entbinden bevor eine Gefahrensituation auftritt.

5.2 Uterusruptur

Inzidenz
1 : 1100–2250, bei Zustand nach corporalem Längsschnitt 2 %

Klinik
Entsteht spontan am wehenfreien Uterus bei Narbe, Trauma oder durch Wehen sub partu zu 90 % im unteren Uterinsegment. Abbildung 5.5 zeigt eine Uterusruptur in situ.

Merke: Es gibt keine verlässlichen Hinweise für eine drohende Uterusruptur! Antenatale Narbenschmerzen sind unspezifisch. Es gibt auch inkomplette und klinisch stumme gedeckte Rupturen (sogar bei Erstgebärenden)!

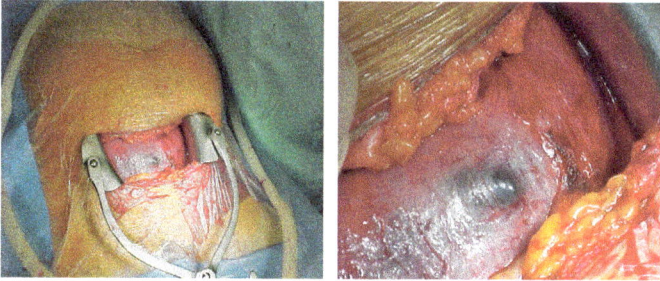

Abb. 5.5: Uterusruptur in situ.

Klassische Symptomatik sub partu
- nach Wehensturm schlagartiges Wehensistieren
- Unruhe, Angst der Patientin
- pathologisches CTG (akute Bradykardie oder fehlende Herztonregistrierung)
- vaginale Blutung
- vorangehender Kindsteil weicht aus der Führungslinie ab
- maternaler hypovolämischer Schock und Hämoperitoneum

Komplikationen
- wie bei der vorzeitigen Plazentalösung (▶ Kap. 5.1.2)
- postoperative Infektion
- Ureterverletzung
- Thrombose, Fruchtwasserembolie
- bleibende Sterilität

Diagnose
- Klinik
- Anamnese

- fetale Bradykardie
- Deviation des vorangehenden Kindsteiles bei kombinierter vaginal-abdominaler Untersuchung
- **Notfall-Ultraschall**: Kindliche Teile in der freien Bauchhöhle, freie Flüssigkeit im Abdomen (▶ Abb. 5.6)

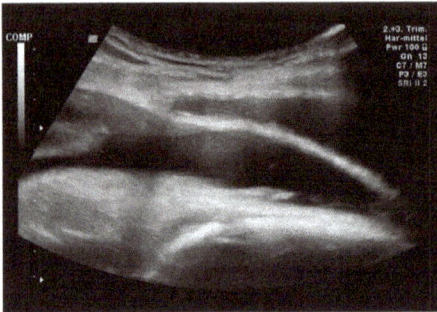

Abb. 5.6: Sonographische Aufnahme einer drohenden Uterusruptur (39. SSW bei Zustand nach Sectio).

Therapie

Bei drohender Uterusruptur sofort Sectio! Narbenexzision, −anfrischung und Rekonstruktion bei Sectio, im Extremfall Hysterektomie. Abbildung 5.7 zeigt den OP-Situs einer Uterusruptur und Abbildung 5.8 das zugehörige Ultraschallbild.

Prognose

Maternale Mortalität: 4 %
Perinatale Mortalität: 25 %

Prävention

- strenge Indikationsstellung von intrauterinen OP's (Abruptio, Abrasio)
- sorgfältige Rekonstruktion des Myometriums bei Myom-OP
- primäre Sectio bei Cavumeröffnung bei OP
- Nikotin-, Drogenabusus (Kokain)
- Eisensubstitution bei Anämie
- Identifikation von Risikoschwangeren
- Vermeidung von Oxytocinüberdosierungen und protrahierten Geburtsverläufen

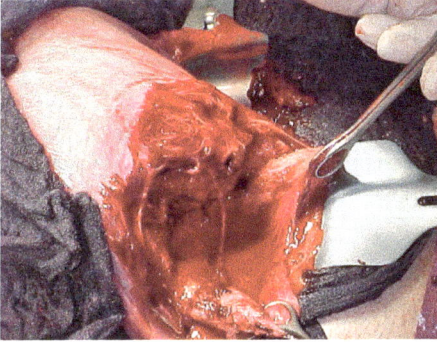

Abb. 5.7: OP-Situs einer Uterusruptur.

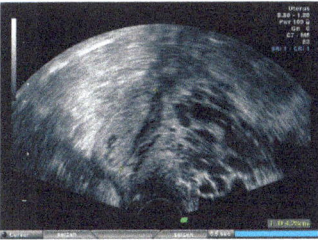

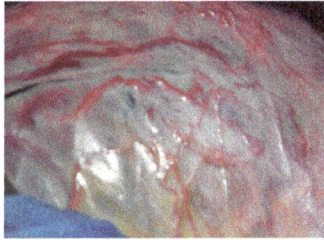

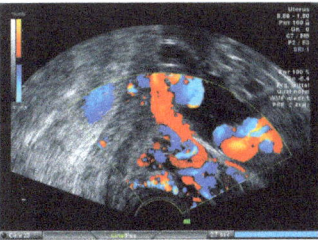

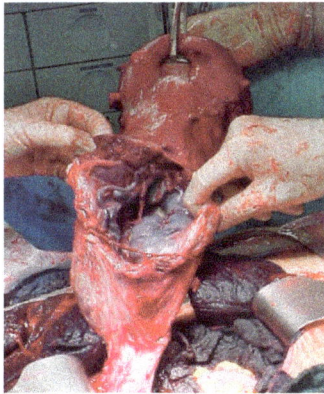

Abb. 5.8: Ultraschallbild einer Uterusruptur.

5.3 „Unklare" oder andere vaginale Blutungen in der Schwangerschaft

Inzidenz

Bei 2–10 % aller Schwangerschaften > 20. SSW, in 60 % Randsinusblutungen (**Minimalvariante einer vorzeitigen Plazentalösung**), Vasa praevia Blutungen in 0,5 %

Definition

- Blutungen in der Spätschwangerschaft außer Placenta praevia oder vorzeitiger Lösung (etwa 50 %)
- Randsinus- oder Zeichnungsblutungen
- Blutungen durch Vasa praevia- bzw. Insertio velamentosa Abbildung 5.9 zeigt eine schematische Abbildung 5.10 eine ultrasonographische Darstellung einer Insertio velamentosa.
- komplette oder gedeckte Uterusruptur

Ätiologie

Eine eindeutige Zuordnung von Blutungsquelle und -ursache ist oft nicht möglich.

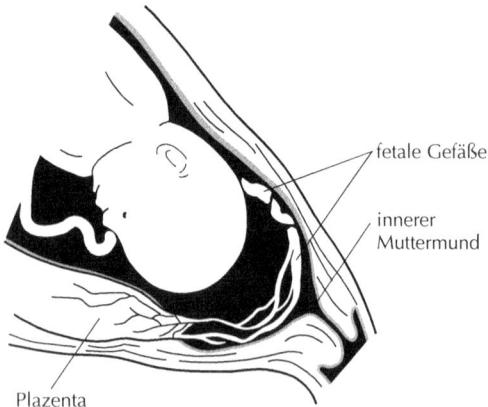

Abb. 5.9: Schematische Darstellung einer Insertio velamentosa.

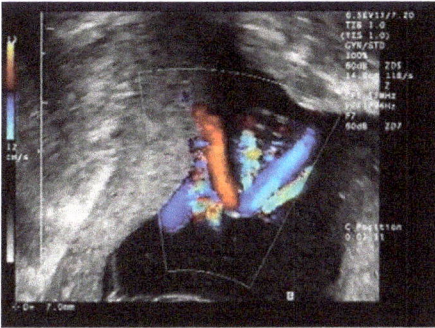

Abb. 5.10: Ultrasonographische Darstellung einer Insertio velamentosa mittels Farbdoppler.

Merke: Schwangerschaftsassoziierte Ursachen haben das größte Gefährdungspotential für Mutter und Kind! Ein zytologischer Abstrich von Zervix und Portio zum Ausschluss eines Zervixkarzinoms ist obligat!

Klinik

Meist schmerzlose vaginale Blutung > 37. SSW; die Blutung sistiert meist spontan. 15 % der Betroffenen entbinden binnen der folgenden 10 Tage.

Diagnose

- Ultraschall (Ausschluss von Placenta praevia und vorzeitiger Plazentalösung)
- Speculumeinstellung mit bakteriologischen Abstrichen
- Farbdoppler (Ausschluss von Vasa praevia)

Therapie

Aktives Vorgehen:

- **Vasa praevia:** sofort Sectio bei Wehenbereitschaft oder > 36. + 0. SSW (Vermeiden des fetalen Verblutens bei Blasensprung oder Amniotomie)
- **Infektionsbedingte Blutung** > 34. + 0. SSW: Antibiose und Entbindung (je nach geburtshilflichem Befund)

Abwartendes Vorgehen:
Wenn ein 24 h blutungsfreies Intervall und keine Wehen bei ma-
terno-fetalem Wohlbefinden vorliegen ist eine ambulante Betreuung meist ausreichend.

5.4 Hämorrhagischer Schock

Inzidenz
1 % (bei Blutverlust > 1000 ml)
Abbildung 5.11 stellt die Physiologie des Blutverlustes post partum dar. In Abbildung 5.12 ist die Beziehung zwischen Blutung
und Schock bei Volumenmangelschock aufgezeigt.

Merke: Faustregel: Blutverlust (ml) = Volumen des Koagulums × 3

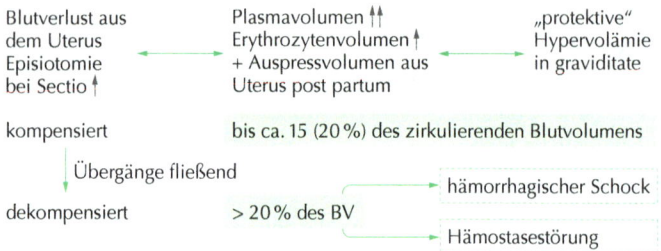

Blutverlust aus	Plasmavolumen ↑↑	„protektive"
dem Uterus	Erythrozytenvolumen ↑	Hypervolämie
Episiotomie	+ Auspressvolumen aus	in graviditate
bei Sectio ↑	Uterus post partum	

kompensiert   bis ca. 15 (20 %) des zirkulierenden Blutvolumens

↓ Übergänge fließend

dekompensiert   > 20 % des BV → hämorrhagischer Schock

→ Hämostasestörung

Abb. 5.11: Physiologie des Blutverlustes post partum.

Hauptursachen für geburtshilfliche Hämorrhagien
Primär zur Hypovolämie führend:
• Atonie
• Placenta praevia
• Plazentareste oder adhärente Plazenta
• genitale Verletzungen mit Hämatom
• Uterusruptur
• Inversio uteri

Die klinischen Erscheinungen können beginnen:

mit Blutungen		mit Schocksymptomen
↓		↓
Volumenmangel (evtl. sek. intravasale Defibrinierung)	Im weiteren Verlauf können sich herausbilden:	Verbrauchskoagulopathie reaktive Fibrinolyse
↓		↓
sek. Schocksymptome		sek. Blutungssymptome

Unabhängig vom „Startereignis" wird bei entsprechender Intensität des primären Insultes ein Circulus vitiosus eingeleitet, die Störung wird komplex:

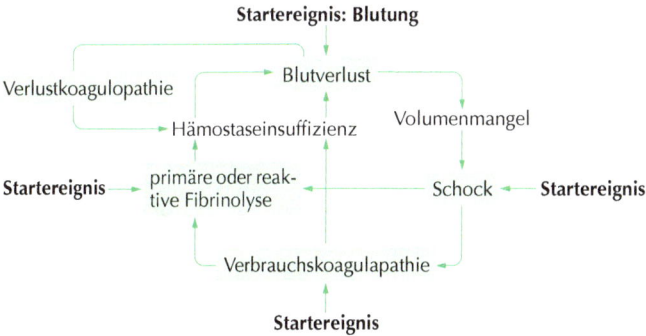

Startereignis: Blutung

Verlustkoagulopathie — Blutverlust

Hämostaseinsuffizienz — Volumenmangel

Startereignis — primäre oder reaktive Fibrinolyse — Schock — **Startereignis**

Verbrauchskoagulapathie

Startereignis

Abb. 5.12: Volumenmangelschock, Beziehung zwischen Blutung und Schock.

- Uterusfehlbildungen
- Extrauteringravidität (EUG)

Mit Gerinnungsstörungen verbunden:
- vorzeitige Lösung
- Präeklampsie, Septikämie/intrauterine Sepsis
- Totgeburt
- Fruchtwasserembolie
- inkompatible Bluttransfusion
- bestehender Gerinnungsdefekt

Therapie

Volumenersatz:

Blutverlust $< 30\%$: adäquat kolloidale und Elektrolytlösungen

Blutverlust $> 30\%$: EK und FFP im Verhältnis 2 : 1

Thrombozytensubstitution: ab $<50.000/\mu l$ z. B. unmittelbar vor Sectio

Rekombinanter aktivierter Faktor VII (rFVIIa): Wird bei schweren therapierefraktären geburtshilflichen Blutungskomplikationen eingesetzt, Voraussetzungen sind:

- Normothermie der Patientin
- pH $\geq 7,2$
- Fibrinogen >2 g/l und Thrombozyten $\geq 50.000/\mu l$
- keine spezifischen Gerinnungsstörungen

Merke: Folgende Vorgehensweise ist obligat:

- Hinzuziehen der Anästhesie
- kontinuierliche Überwachung der Vitalparameter (Puls, Atemfrequenz (*engl. respiratory rate,* RR), Sauerstoffsättigung (SpO$_2$), Temperatur)
- großlumiger i. v. Zugang
- Labor: Blutbild, Gerinnung, Kreuzblut; Substitution von Erythrozyten-/Thrombozytenkonzentraten, Frischplasma

Cave: Immer Facharztpräsenz vor Ort gewährleisten!

6 Postpartale Blutungen

Physiologischerweise kontrahiert sich die uterine Muskulatur nach der Geburt und nach der Plazentaausstoßung, es kommt zur lokalen Gefäßkonstriktion. Ist dieser Mechanismus gestört, können massive vaginale Hämorrhagien auftreten. 10–20 % der maternalen Todesfälle ereignen sich postpartal.

Ursachen für frühe postpartale Blutungen (< 24 h nach der Geburt)

Hauptursache
- Uterusatonie (75–90 %)
- Uterusruptur (< 2 %)
- Verletzungen des unteren Genitaltraktes (5–10 %)
- Plazentaretention (5–10 %)
- Implantationsstörungen (Placenta accreta/increta/percreta < 1 %)
- Inversio uteri (<1 %)
- primäre Koagulopathie (<1 %)

Ursachen für späte postpartale Blutungen (> 24 h bis 6 Wochen nach der Geburt, 1 % der postpartalen Blutungen)
- Plazentareste/-polypen
- Subinvolutio uteri
- Endometritis

Etwa **80 % der Frauen mit postpartalen Blutungen weisen Risikofaktoren** mit mäßig hohem oder hohem Risikopotential auf (▶ Tab. 6.1).

Klinik
- **typisch:** binnen weniger Minuten postpartal einsetzende kontinuierliche oder intermittierende starke Blutung
- bei Atonie oder Weichteilverletzung schmerzlose Blutung
- bei Uterusruptur peritoneale Symptomatik

Tab. 6.1: Faktoren mit mäßig hohem und hohem Risikopotential für postpartale Blutungen

Mäßig hohes Risiko	Sehr hohes Risiko
Nulliparität Multiparität > 5	postpartale Blutung (Zustand nach Atonie)
Priming Geburtseinleitung	Zustand nach Plazentaretention
Weheninduktion mit Orasthin® uterine Hyperaktivität + rasche Geburt	Antikoagulantientherapie
protrahierte Eröffnungs- und Austreibungsphase	Uterusanomalien (Myome, Fehlbildungen) septischer Uterus (AIS)
vaginal-operative Entbindung Sectio manuelle Plazentalösung	Blutung ante partum, vorzeitige Plazentalösung
Tokolyse vor Entbindung	Überdehnung des Uterus (fetale Makrosomie, Mehrlinge, Hydramnion)

- Inversio uteri und Lösungsstörungen der Plazenta als Blutungs-ursache sichtbar
- maternale Kreislaufdepression (Hypotonie, Übelkeit, Bewusst-seinstrübung als erster Hinweis auf eine Blutung)

Merke: Das Ausmaß des postpartalen Blutverlustes wird oft um 40–60 % unterschätzt!

Diagnose
- Anamnese (Risikofaktoren)
- Überprüfung der Plazenta auf Vollständigkeit
- Höhenstand und Tonus des Uterus
- obligate Spekulumeinstellung (Ausschluss von: Weichteilverlet-zungen; Zervix- und hohen Scheidenrissen)

- Spekulumeinstellung immer bei vaginal-operativer Entbindung
- Ultraschall (Blutverlust ins Cavum, Ausschluss Plazentareste, Ausschluss Uterusruptur
- Hämatome, freie Flüssigkeit im Abdomen
- Retroperitoneum mit Nierendarstellung
- manuelle/instrumentelle Uterusaustastung (Plazentareste, Ruptur)
- kontinuierliche Messung der Vitalparameter (RR, Puls, SpO_2)

Prophylaxe
Präpartaler Ultraschall (bei Placenta praevia: Vorliegen von Placenta accreta/increta/percreta?):

- Fehlen der retroplazentaren echoarmen Zone
- Lakunen der Plazenta nahe Myometrium/Muskulatur (**„Schweizerkäse-Löcher"**)
- Farbdoppler: intensive Durchblutung von der Plazenta in das Myometrium (▶ Abb. 6.1)

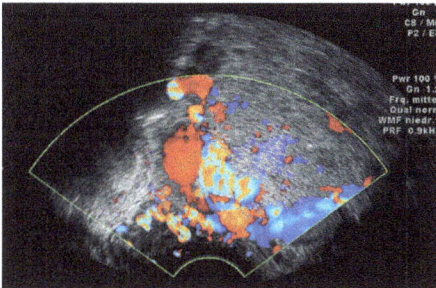

Abb. 6.1: Starke Vaskularisation im Bereich der Zervix bei Placenta praevia increta; Darstellung mittels Farbdoppler.

Aktive Leitung der Nachgeburtsperiode
Das aktive Management beinhaltet 3 IE Oxytocin i. v. binnen 1 min nach Geburt des Kindes und nach 30 min ein aktives Vorgehen betreffs Plazentalösung, auch wenn es nicht sichtbar blutet. Die routinemäßige Oxytocingabe nach Abnabelung verkürzt die Plazentarperiode und verstärkt die Muskelkontraktion. Nach Geburt des Kindes und der vollständigen Plazentageburt sollte bei glattem Verlauf die frisch entbundene Patientin für 2 h im Kreißsaal nach Fritsch gelagert werden (▶ Abb. 6.2).

Merke: Eine aktive Leitung der Nachgeburtsperiode verhindert den Blutverlust um 40–60 % bei postpartalen Blutungen.

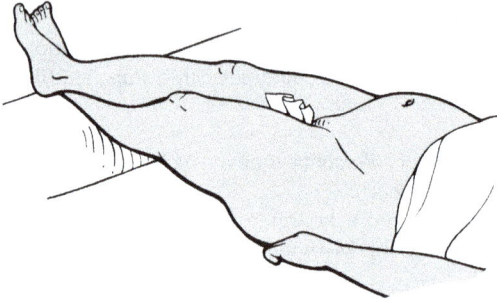

Abb. 6.2: Lagerung nach Fritsch (aus Dudenhausen: Praktische Geburtshilfe, 20. Auflage, Walter de Gruyter Verlag; Berlin, New York 2008).

6.1 Inversio uteri

Inzidenz
1/5000–20.000 Geburten

Klinik
Umstülpen der Uterusinnenfläche nach außen (Plazentahaftstelle entspricht dem Inversionszentrum) mit Schmerzen, Blutverlust bis hin zum Schock.

Therapie
Ziel der Therapie ist die schnelle vollständige Reposition des Uterus.
- maximale Tokolyse, evtl. in Allgemeinanästhesie
- Uterus manuell mit sterilem Tuch bedeckt unter Überwindung der zervikalen Schnürfurche maximal kranial in das Becken schieben
- nach geglückter Reposition (Ultraschall-Kontrolle!) sofort Kontraktionsmittel geben und ggf. Tamponade
- **bei fehlendem Erfolg:** Laparotomie mit abdomino-vaginaler Reposition (Zug an den Ligamenta rotunda und am Fundus **(Hun-**

tington-Technik)), wenn nicht möglich, als Ultima ratio dorsale Inzision des unteren Uterinsegmentes mit Spaltung der zervikalen Schnürfurche **(Haultain-Manöver)**.

6.2 Atonie

Inzidenz
Bei 2–8 % aller Geburten (75–83 % aller postpartalen Blutungen)

Klinik und Diagnose
- Risikofaktoren im Vorfeld erkennen
- Anstieg des Fundus uteri
- weicher, schlaffer Uterus
- meist intermittierende, schwallartige Blutung (Im Cavum uteri können sich 500–1000 ml Blut ansammeln. Dies führt zu einer Diskrepanz zwischen Blutungsstärke nach außen und Entwicklung des schweren Volumenmangels.)
- Ausschluss von Plazentaresten (Sonographie) und Geburtsverletzung (Spiegeleinstellung). Bei einer Uterusruptur ist ggf. eine ausgeprägte Mobilität des Uterus palpierbar und ein Hämatom oder freie Flüssigkeit/Koagulum in der Sonographie sichtbar (oft keine starke vaginale Blutung).

Mechanisch-physikalische Therapie
- **Entleeren der Harnblase**
- Eisblase auf den Uterus
- Reiben des Uterus (endogene Prostaglandinbildung)
- Expression und Halten des Uterus zur Verbesserung der Kontraktionsfähigkeit (Credé-Handgriff, ▶ Abb. 6.3)
- bimanuelle Uteruskompression (Hamilton-Handgriff, ▶ Abb. 6.4)

Medikamentöse Therapie mit Uterotonika

Merke: Uterotonika sollten in jedem Kreißsaal nach einem festen Applikationsschema verabreicht werden, dass jeder Hebamme und jedem Geburtshelfer bekannt sein muss (Klinikleitfaden, Notfallschema).

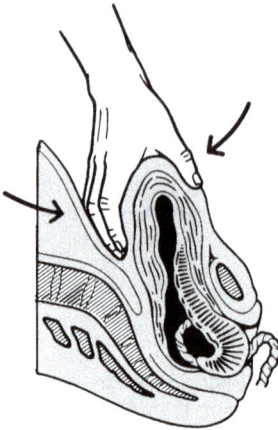

Abb. 6.3: Credé-Handgriff (aus Dudenhausen: Praktische Geburtshilfe, 20. Auflage, Walter de Gruyter Verlag; Berlin, New York 2008).

Oxytocin

Dosierung: i. v. **3 IE als Bolus unverdünnt**, anschließend **20–40 IE in 500 ml Infusion** (Ringer-Laktat-Lösung).

Oxytocin ist das „first-line-Präparat" zur Uterustonisierung. Es scheint die deziduale Prostaglandinsynthese zu stimulieren; Wirkungseintritt nach i. v. Gabe innerhalb von 1 min, bei i. m. Gabe (maximal 10 IE) nach 3–5 min. **Minimale effektive Dosis** von Oxytocin i. v. (ED90): 0,35–IE. **Halbwertszeit:** 4–10 min.

Cave: Die dosisabhängige hämodynamische Wirkung von Oxytocin ist bei Bolusgabe deutlich ausgeprägter als bei Kurzinfusion (z. B. 5 IE über 5 min). Infolge vasodilatatorischer Wirkung kann es zu Reflextachykardie, Erhöhung des Herzminutenvolumens, vorübergehendem Abfall des arteriellen Blutdrucks (Hypotonie), Wasserintoxikation, Hyponatriämie (Vasopressin ähnlicher Effekt) kommen. Folglich besteht ein hohes Risiko bei mütterlicher Hypotension und kardiovaskulärer Belastung. Myokardischämie und Todesfälle sind beschrieben. Andere Nebenwirkungen sind: Blutdruckanstieg/-abfall, Herzrhythmusstörungen, Flush, Kopf- und Brustschmerzen, Übelkeit, Erbrechen besonders bei Bolusgabe, uterine Hyperaktivität.

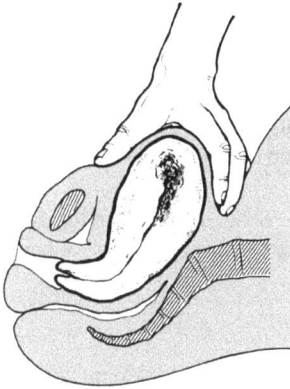

(a)   Halten des Uterus

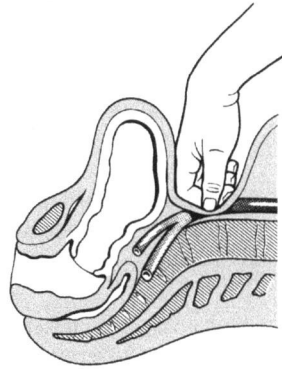

(b)   Aortenkompression

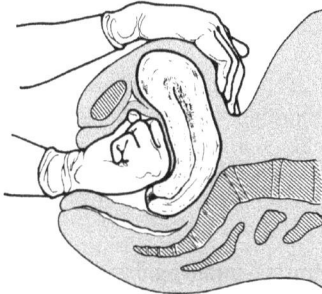

(c)   Hamilton-Handgriff

Abb. 6.4: Manuell-mechanische Uteruskompression.

Methylergometrin (Methergin®)
Dosierung: 0,2–0,5 mg i.m. oder i. v. 1 Ampulle (1 ml) enthält 0,2 mg Methylergometrin und sollte nach Jacobs (2007) als i. v. Bolusgabe nicht mehr angewandt werden. In Deutschland ist es bei verstärkter postpartaler Blutung zur langsamen i. v. Gabe bis zu 0,1 mg (eine halbe Ampulle) zugelassen. **Wichtige Kontraindikatio-**

nen: Bluthochdruck, postpartal nach Präeklampsie/Eklampsie, ischämische Gefäßerkrankungen, schwere Leber- und Nierenfunktionsstörungen, Sepsis, da Methylergometrin Vasospasmen verursacht. Es existieren zunehmend Berichte über schwere mütterliche Komplikationen, wie Koronarspasmen, Herzrhythmusstörungen, Myokardinfarkte mit Todesfällen und zerebrale Angiopathien.

Cave: Das zunehmende Alter der Schwangeren bedingt bereits ein höheres Risikopotential, wie Herz-Kreislauferkrankungen und diabetische Stoffwechsellage.

Prostaglandine (systemisch)
Dosierung PGE2-Derivat: Erhaltungsdosis 1,7 ml/min, Tagesmaximaldosis 1500 µg! **Sulproston (Nalador®):** 1,7–8,3 µg/min i. v. binnen 30–120 min.
Mögliche schwere **Nebenwirkungen** sind Koronarspasmen, schweres Lungenödem, potentielle Gefahr des Herz-Kreislauf-Versagens mit Reanimationspflichtigkeit.

Cave: Nicht in Kombination mit Orasthin®, keine intrazervikale oder intramyometriale Injektion. Bei sich potenzierendem kardiovaskulärem Nebenwirkungsprofil ist dies deletär.

Prostaglandine (lokal)
Bei Versagen der intravenösen Prostaglandinapplikation ist ein Einsatz von uterinen Tamponaden (z. B. mit Sulproston (Nalador®) getränkt) möglich. Bei Atonie ist die Wirksamkeit fraglich, da diese die Kontraktilität des Uterus behindert und dadurch das Infektionsrisiko erhöht wird. Bei diffusen Blutungen aus Plazentalösungsflächen kann eine Tamponade als effektive Überbrückungsmaßnahme vor operativer Intervention hilfreich sein.

Pabal® (Carbetocin)
Zugelassene Indikation ist die Atonie-Prophylaxe bei der Sectio.
Pabal® ersetzt eine mehrstündige Oxytocininfusion. Pabal® induziert länger anhaltende uterine Kontraktionen mit höherer Ampli-

tude und größerer Frequenz als Oxytocin (Sweeney, 1990). Die Wirkung setzt 1–2 min nach Injektion ein, die uterine Aktivität hält 1 h nach i. v. Injektion und 2 h nach i. m. Injektion an. I. d. R. werden einmalig 100 µg i. v. vorzugsweise vor Entfernung der Plazenta appliziert, um eine Atonie und starke Blutungen zu verhindern. Eine Infusion erübrigt sich. Verglichen mit Oxytocin wirkt Pabal® 8 × länger und die Halbwertszeit ist 4 × länger als bei Oxytocin (40 min).

Cave: Kein zeitgleicher Einsatz von Pabal® und Oxytocin (ähnliches gilt auch für Methergin und Prostaglandine), da Pabal® und Oxytocin an dieselben Rezeptoren binden und sich daher ihre Wirkung bezüglich der Ausbildung einer Hypertonie kumuliert.

Merke: Kommt es nach Anwendung von Pabal® erneut zu einer starken Blutung, dann können nach 60 min andere Uterotonika angewendet werden.

Cave: Bei Migräne, Asthma und kardiovaskulären Erkrankungen, bei denen eine schnelle Erhöhung des extrazellulären Wassers den überlasteten Organismus gefährden kann.

Off-label-use von Pabal® in einer Studie von Boucher et al. (2004)
Eine prüferinitiierte randomisierte, prospektive Double-Dummy-Doppelblindstudie mit Pabal® (n = 83) und Oxytocin (n = 77) untersuchte den Verlauf der PPH nach vaginaler Geburt. Einschlusskriterien waren:
- Induktion und Verstärkung der Wehen mit Oxytocin für > 4 h (88,8 %)
- Überdehnung des Uterus (18,8 %)
- Zustand nach PPH oder Plazentareste (8,8 %)
- Chorioamnionitis (6,3 %)
- verlängerte aktive Wehenphase (5 %)
- antepartale Blutungen (3,1 %)

- Multiparität (3,1 %)
- Hypersystolie (0,6 %)

Nach Plazentalösung wurde Pabal® 100 µg i.m. oder Oxytocin (5 IE/h) i. v. als Dauerinfusion über 2 h gegeben. Plazebos wurden mit jeder aktiven Behandlung verabreicht.

Ergebnis: In der Pabal®-Gruppe gab es signifikant weniger uterotonische Interventionen als in der Oxytocingruppe.

Off-label-use von rFVIIa (NovoSeven®)

initial i. v.: 90 µg/kg KG, nach 15–20 min wiederholen

Effizienz: 90 %

Nebenwirkungen
- Diarrhö (11 %)
- RR-Anstieg (7 %)
- Erbrechen (7 %)
- Fieber (2 %)
- Bronchokonstriktion
- schwere Hypertonie
- Hypoxie

Weitere Medikamente

Prostaglandin F2a (Dinoprost, Minprostin® F2a) ist für die Behandlung der Uterusatonie oder postpartalen Blutung in Deutschland nicht mehr zugelassen.

Misoprostol (Cytotec®) wurde inzwischen in Deutschland aus wirtschaftlichen Gründen vom Markt genommen, ist jedoch in anderen Ländern (z. B. Schweiz) verfügbar **(Off-label-use beachten!)**. Dosierung: 1000 mg Misoprostol rektal. Nach einer Cochrane-Analyse liegen bisher keine ausreichenden Daten vor, die den Vorteil von Misoprostol gegenüber anderen First-line-Uterotonika beweisen.

Sulproston: Zur intrakavitären Anwendung von Sulproston liegen nur wenige Daten vor. Es ist in dieser Applikationsform nicht zugelassen (Off-label-use!) Die intramyometrane Applikation von

Sulproston (z. B. in den Fundus uteri bei Sectio caesarea) entspricht nicht der Zulassung.

Exkurs zum Off-label-use (AWMF-Leitlinie 015/057 von 4/2007)

Off-label-use ist grundsätzlich erlaubt:
- Im Rahmen der Therapiefreiheit des Arztes ausschließlich im Patienteninteresse, speziell wenn Erkenntnisse über die Wirkweise des Mittels vorliegen (inklusive Erfahrungen im Ausland).
- Größere Wirksamkeit wissenschaftlich erwiesen ist und die Anwendung gemäß Selbstbestimmungsrecht einer um die Tragweite seiner Entscheidung wissenden Patientin erfolgt.
- Konsens in einschlägigen Fachkreisen über den Nutzen des Präparates besteht.
- Laut Bundessozialgericht nur erlaubt, wenn drei Voraussetzungen erfüllt sind:
  1. Therapie bei lebensbedrohlicher oder auf Dauer die Lebensqualität einschränkender Erkrankung
  2. fehlende Verfügbarkeit verwertbarer anderer Behandlungsalternativen
  3. Konsens über den Nutzen von einschlägigen Fachkreisen
- Eine Expertengruppe „Off-label-use" beim Bundesministerium für Gesundheit soll die Anwendung solcher Mittel auf medizinische Sinnhaftigkeit testen und so Rechtssicherheit und Rechtsklarheit fördern.

Konsequenzen für die Praxis:
- Deckungsschutz durch die Berufshaftpflicht für den Arzt besteht, wenn die Voraussetzungen des Bundessozialgericht für das Off-label-Präparat erfüllt sind (s. o.).
- Wenn der Einsatz sinnvoll gemäß wissenschaftlicher Erkenntnisse ist.
- Wenn bei zugelassenen Alternativmitteln Off-label-use nicht nur aus Kostengründen erfolgt.

Die Patientin muss über den Off-label-use aufgeklärt sein und schriftlich eingewilligt haben (z. B. für die Anwendung von Cytotec® (Misoprostol)). Nur Personen bezogene Einzelbestellungen sind zulässig, keine Bevorratung in der Krankenhausapotheke.

Cave: Sind Arzneimittel vom Markt genommen worden, besteht weder Gefährdungshaftung durch den Hersteller, noch Haftpflichtdeckung für den Arzt (z. B. PGF2α (Dinoprost)).

Merke: Wenn medikamentöse Maßnahmen nicht greifen, ist ein invasives Vorgehen nötig (▶ Kap. 15.3).

Komplikationen
- transfusionsbedürftige Anämie
- Gerinnungsstörungen bis zur DIC
- Verletzungen von Harnblase und Darm
- sekundäre Endomyometritis (durch intrauterine Manipulationen)
- Verlust der Fortpflanzungsfähigkeit nach Hysterektomie
- Tod durch Myokardischämie, Asystolie, Thromboembolie

Merke: Ein Risikomanagement (Ablaufschema) zur Therapie postpartaler Blutungen/Atonie muss im Kreißsaal im Sinne einer Dienstanweisung vorliegen!

6.3 Management bei Hämorrhagie

1. Primäre Schritte
- **Uterus entleeren**: Entbinden und Plazenta oder Reste davon entfernen
- **Kontraktionsmittel**: Orasthin, Methergin
- **Uterusmassage, bimanuelle Kompression**
- **Chirurgische Versorgung** von Geburtsverletzungen (Zervix, Vagina: immer den kranialen Wundpol versorgen, optimale Sicht schaffen durch Assistenz, Blutungsquelle exakt orten, frühzeitige Narkose bei Incompliance und schlechter Sicht, größere Scheidenhämatome eröffnen und drainieren)

2. Bei fortbestehender unkontrollierte Blutung

- **Medikamentöse Therapie mit Prostaglandin:** Sulproston (Nalador®) 1,7-maximal 8,3 µg/min; (darf nicht intrazervikal oder intramyometral appliziert werden (▶ AWMF-Leitlinie: Nr. 015/031 (8/2008)).

3. Bei Gerinnungsstörungen

- **Tranexamsäure:** 1g i. v. (zur Hemmung der Fibrinolyse: Gefahr einer unkontrollierten intravaskulären Gerinnung)
- Aprotinin ist heute obsolet und wurde aufgrund seiner Nebenwirkungen vom Markt genommen
- **rFVIIa**

4. Chirurgische Intervention

- **Uterustamponade**
  - **Bakri Tamponade Ballon** (300 ml Inhalt). Ein Zufuhrsystem ermöglicht nach intrauteriner Auffüllung des Ballons eine zusätzliche intrakavitäre Applikation von Uterotonika, der Ballon kann bis zu 24 h in utero belassen werden. Verwendung des Ballonkatheters im Sinne eines Tamponade-Tests: falls wirksam, Belassen für 24 h; falls ungenügend wirksam: chirurgische Therapie (Laparotomie) notwendig (▶ Abb. 6.5)
  - Uteruspacking
- **Laparotomie**
  - Aortenkompression
  - Uteruskompressionsnähte
  - arterielle Ligaturen
  - Hysterektomie
- **Radiologisch**
  - selektive arterielle Embolisation
  - temporärer A. iliaca interna-Ballon (erlaubt eine chirurgische Blutungskontrolle)

Chirurgische Maßnahmen mit dem Ziel, den Uterus zu erhalten

Uteruskompressionsnähte
Ziel ist die Verkleinerung der Plazentahaftfläche und die Tamponade der Blutungsquellen. Indiziert ist diese Maßnahme bei diffusen

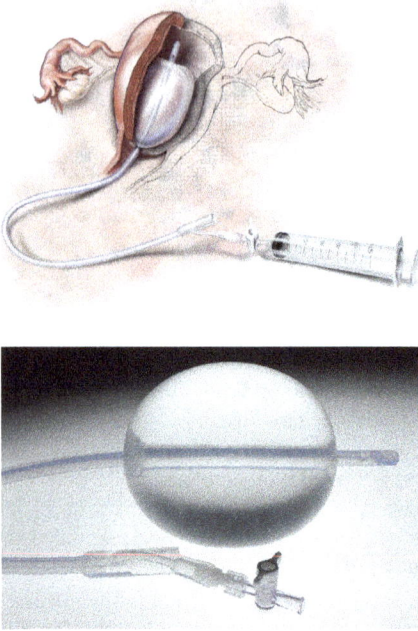

Abb. 6.5: Bakri
Tamponade Ballon.

uterinen Blutungen nach Spontangeburt sowie nach vorausgegangener Sectio caesarea. Man unterscheidet folgende Methoden:

- **Klassische B-Lynch-Technik** („**Hosenträgernaht**", ▶ Abb. 6.6)
- **Kompressionsnähte nach Pereira:** Kombination aus transversalen und longitudinalen Nähten (▶ Abb. 6.7)
- **Koreanische Viereckmethode (Cho 2000):** Vereinigung von Uterusvorder- und -hinterwand. Der Faden wird je zweimal transmural
  von vorne nach hinten und versetzt zurück gestochen, woraus
  3–4 cm große Vierecke mit lokaler Adaptation der Uteruswände
  resultieren (*engl. square suture*). Dieses Verfahren eignet sich auch
  bei Blutungen im unteren Uterinsegment (▶ Abb. 6.8).
- **Z-Naht nach Kainer (2003):** Der Faden wird mit einer großen
  Nadel quer durch die Vorder- und Hinterwand des Uterus ge-

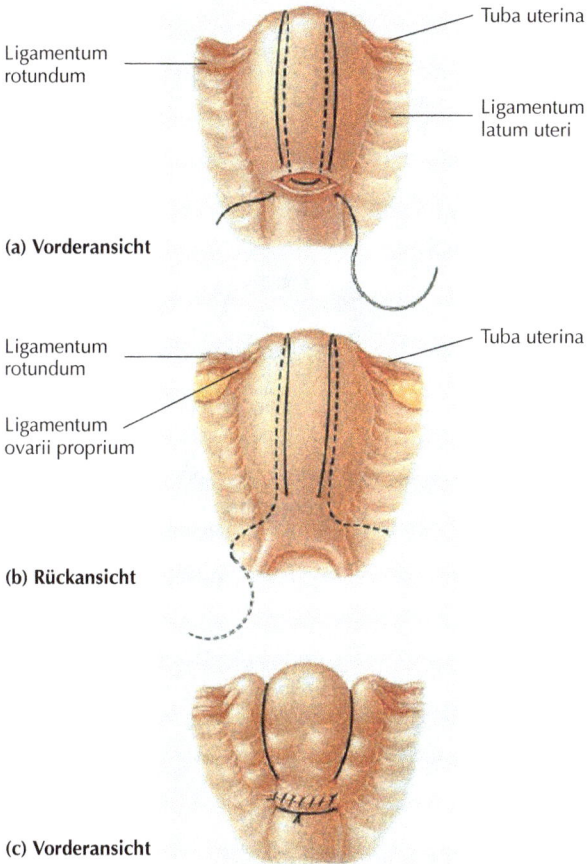

Tuba uterina

Ligamentum
rotundum

Ligamentum
latum uteri

(a) Vorderansicht

Ligamentum
rotundum

Tuba uterina

Ligamentum
ovarii proprium

(b) Rückansicht

(c) Vorderansicht

Abb. 6.6: Klassische B-Lynch-Technik („Hosenträgernaht").

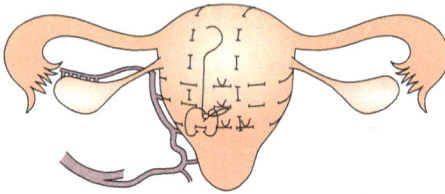

Abb. 6.7: Kompressionsnähte nach Pereira (Kombination aus transversalen und longitudinalen Nähten).

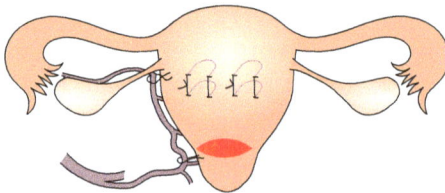

Abb. 6.8: Koreanische Viereckmethode (Cho 2000): Vereinigung von Uterusvorder- und -hinterwand durch transmurale Nähte, hier in Kombination mit abdomineller Ligatur der A. uterina).

stochen. Ist das Myometrium für eine zuverlässige Verankerung der Naht zu dünn, wird die Naht um 90 versetzt gelegt.

Abdominelle Ligatur der Arteria uterina (▶ Abb. 6.8)
selten Komplikationen (Fistel zwischen A. und V. uterina, intraligamentäres Hämatom, Ureterläsion); transvaginale Ligatur der A. uterina.

Cave: Ureterläsion

Schrittweise uterine Devaskularisation
In fünf Schritten erfolgt die Ligatur der auf- und absteigenden Äste der A. uterina sowie der Kollateralen zur A. ovarica.

Ligatur der Arteria iliaca interna
Technisch anspruchsvoll. Vor der Ligatur müssen Ureter, die Aa. iliacae externae und communes sowie die Vv. iliacae internae identifiziert werden.

Cave: Verletzung dieser Venen bei der Unterminierung der Arterien!

Laparoskopie
Anlage passagerer Uterinaclips (Yasargil-Clip) beidseitig, die im Wochenbett laparoskopisch wieder entfernt werden.

Arterielle Katheterembolisation
Die Katheterembolisation der Aa. uterinae ist bei schweren geburtshilflichen Weichteilverletzungen, wie Störungen der Plazentaimplantation, Uterusatonie, Zervix- und Abdominalgravidität mit einem Erfolg von 80–100 % eingesetzt worden. Die Katheterembolisation kann evtl. auch als Ultima Ratio bei persistierender diffuser Blutung im kleinen Becken nach bereits erfolgter postpartaler Hysterektomie durchgeführt werden. **Komplikationen:** Perforation der A. iliaca interna, Uterus- und Blasennekrose, temporäre Ischämie des Musculus gluteus, ischialgiforme Neuropathie und Postembolisationssyndrom.

Relative Kontraindikationen für uteruserhaltende Maßnahmen
• ausgedehnte plazentare Implantationsstörung (Placenta increta/percreta), bei der das Implantationsbett der Plazenta eröffnet ist, therapieresistent blutet oder große Uteruswandanteile einnimmt
• nicht rekonstruierbare Uterusverletzung
• septischer Uterus

Postpartale Hysterektomie
Die Methode ist die Ultima Ratio bei durch konservative Maßnahmen nicht beherrschbarer postpartaler Blutung (Häufigkeit: ca. 1 : 2500 Geburten). Dabei ist folgendes zu beachten:
• Aufgrund der starken Vaskularisation des Uterus (A. uterina-Perfusion am Termin ca. 500 ml/min) und der schwierigen Abgrenzbarkeit der Zervix ist die Operation technisch anspruchsvoll.
• Der mittlere Blutverlust beträgt 2–3 l.
• Die suprazervikale Hysterektomie wird bevorzugt.

- Bei einer Placenta praevia ist die totale Hysterektomie i. d. R. notwendig, die Adnexen werden erhalten.
- Die Morbidität und die Mortalität sind hoch (1 % mütterliche Todesfälle).
- Die Entscheidung, ob eine operative Intervention zwingend geboten ist, erfordert große Erfahrung (Berücksichtigung der Kreislaufparameter und der Gerinnungssituation). Die Indikation zur Hysterektomie sollte durch einen erfahrenen Geburtshelfer gestellt werden; die Entscheidung zur Hysterektomie darf nicht zu spät getroffen werden.
- Zur Vermeidung einer letalen Blutungskomplikation ist vor der operativen Intervention die Gabe von Erythrozytenkonzentraten und Gefrierplasma, ggf. Thrombozytenkonzentraten unerlässlich (vgl. Tab. 2.4)
- Die Gabe von rFVIIa (Off-label-use) sollte vor einer Hysterektomie erwogen werden, um diese zu vermeiden. Eine Applikation von rFVIIa darf jedoch bei bedrohlicher Situation nicht zu einer Verzögerung des Eingriffs führen.

6.4 Plazentareste und Plazentalösungsstörungen

6.4.1 Retinierte Plazentareste

Inzidenz
1 : 300 Geburten

Klinik
Verstärkte Blutung nach Entwicklung der Plazenta und mangelhafte Uteruskontraktion (nicht obligat).

Diagnose und Therapie
- sofortige postpartale Inspektion der Plazenta (evtl. Zweitmeinung von Hebamme/Geburtshelfer): Defekte der Plazentaoberfläche, Blutungen aus Plazentadefekten, aberrierende Gefäße in die Eihäute (Nebenplazenta?)
- Ultraschall
- manuelle Austastung und evtl. Kürettage zur Vermeidung weiterer Blutverluste, hochdosierte Uterotonika i. v.

Merke: Fehlt bei der Inspektion der Plazenta ein bohnengroßes Stück oder mehr: immer Nachtastung (auch wenn es nicht blutet)!

6.4.2 Lösungsstörungen der Plazenta

Inzidenz

1 : 540 und 1 : 7000 Geburten (steigende Prävalenz infolge steigender Sectioraten); 20 % der Fälle sind kombiniert mit einer Placenta praevia.

Ätiologie

Lösungsstörungen sind Folge eines partiellen oder vollkommenen Fehlens der maternalen Dezidua, das zu einem direkten Kontakt zwischen dem Chorion frondosum und dem Myometrium führt (Placenta accreta, increta oder percreta, ▶ Abb. 6.9).

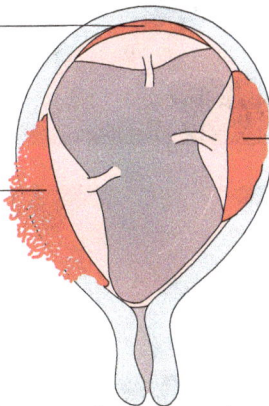

Placenta accreta
in das Myometrium
eingewachsen

Placenta increta
bis an die Serosa
durchgewachsen

Placenta percreta
durch die Uteruswand
in die freie Bauchhöhle
durchgewachsen,
möglicherweise bis in
Harnblase und Darm
infiltrierend

Abb. 6.9: Schematische Darstellung einer Plazenta accreta/increta/percreta.

Diagnose
Präpartales Handlungsschema:

- Prädisponierende Faktoren evaluieren: Zustand nach Sectio, Kürettage, bei submukösem Myom, vorangegangener Endometritis, Myomenukleation, nach Plazentalösungsstörung in vorangegangener Schwangerschaft.

- Ultraschall-Diagnostik: Typisch ist die fehlende Abgrenzung zwischen Plazenta und Myometrium mit ausgeprägten Lakunen (Farbdoppler-Sonographie), insbesondere im Bereich einer Sectionarbe. Die Vaginalsonographie erlaubt die Einschätzung der Infiltrationstiefe unter der Blase genauer und klärt, ob eine Invasion in das Zervixstroma bei einer Placenta praevia vorliegt (▶ Abb. 6.10, s. Abb. 6.11)

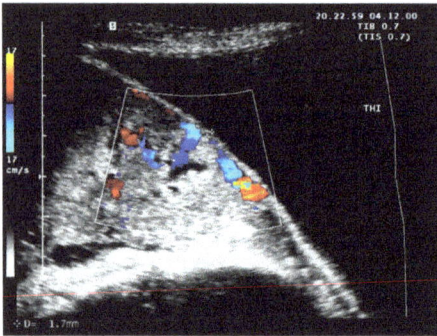

Abb. 6.10: Ultrasonographische Darstellung einer Plazenta praevia increta mittels Farbdoppler.

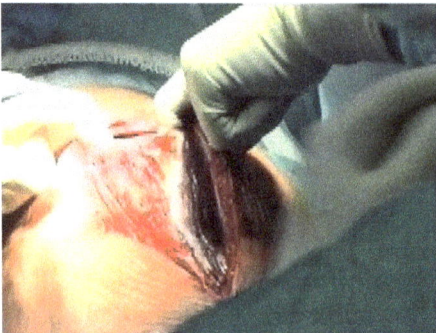

Abb. 6.11: OP-Situs einer Plazenta praevia increta.

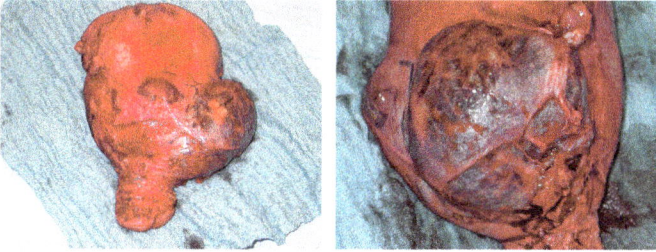

Abb. 6.12: Exstipierter Uterus bei Placenta increta/percreta.

Plazentalösungsstörungen nach vaginaler Geburt

Ursachen
Placenta adhaerens, accreta, increta oder percreta

Maßnahmen
Wenn innerhalb von 30 min nach der Geburt des Kindes keine Plazentalösung stattfindet und/oder der Blutverlust > 500 ml beträgt:

- sonographische Untersuchung insbesondere bei prädisponierenden Faktoren
- Narkose bzw. Regionalanästhesie
- manuelle Plazentalösung und evtl. Nachkürettage, ggf. unter Ultraschallkontrolle. Dazu begleitend hochdosierte Gabe von Uterotonika i.v., intraoperativ einmalige Antibiotikagabe i. v.
- Bei unvollständiger Entfernung der Plazenta ohne verstärkte Blutung können eingewachsene Plazentareste zunächst in utero belassen werden und nach einem Zeitintervall (auch Wochen später) bei einer zweiten Operation entfernt oder nach Wochen unter regelmäßiger ambulanter Kontrolle spontan geboren werden.
- kein inadäquater Zug an der Nabelschnur (Gefahr des Abrisses)
- Placenta incarcerata ausschließen, **Blase entleeren**
- Bei frustranem Lösungsversuch und persistierendem, prostaglandin-resistentem Blutverlust: rechtzeitige operative Intervention, ggf. Hysterektomie, bei Placenta praevia unter Mitnahme der Zervix, bei stabilem Kreislauf und radiologischer Interventi-

onsbereitschaft kann eine beidseitige Uterinaembolisation in Betracht kommen.

Plazentalösungsstörungen bei Sectio caesarea
Bei ausgedehnten transmuralen Implantationsstörungen, insbesondere im Bereich der Uterusvorderwand (z. B. Placenta percreta), kann unter der Uterusserosa Plazentagewebe großflächig oder fokal durchschimmern, somit sind großlumige subseröse Gefäße und Lakunen sichtbar.

Maßnahmen
- Sectiohysterektomie bei unstillbarer anhaltender starker Blutung aus dem Plazentabett
- Kindsentwicklung unter Umgehung der Plazentahaftstelle (z. B. Fundusquerinzision bei tief sitzender Vorderwandpercreta) und Belassen der Plazenta in utero
- bei gesicherter intraoperativer Diagnose, Hysterektomie nach Kindsentwicklung ohne den Versuch der Plazentalösung
- fokale Uteruswandresektion unter Belassen des Uterus bei lokal begrenzter Plazentalösungsstörung
- fokale intrakavitäre Z-Nähte zur Blutstillung bei kleinen Blutungsarealen

Beim konservativen Vorgehen ohne Hysterektomie mit Belassen der Plazenta folgt nach der Kindsentwicklung die Gabe von Uterotonika, keine manuelle Lösung, sondern das Belassen der Plazenta und zweischichtiger Verschluss der Uterotomie mit Einzelknopfnähten. Grundsätzlich ist ein expektatives Vorgehen bei belassener Plazenta über mehrere Wochen möglich; es kann zweizeitig die Spontangeburt der Plazenta erfolgen (▶ Abb. 6.13–6.15). Bei postoperativer Blutung nach Belassen der Plazenta kann mittels Uterinaembolisation oder über einen Ballonkatheter in der A. iliaca interna auch eine Gefäßokklusion erzielt werden. Eine zweizeitige Hysterektomie nach vorausgegangener Sectio mit partieller Rückbildung kann besser planbar sein und die Operationsmorbidität senken (weniger Blutungen).

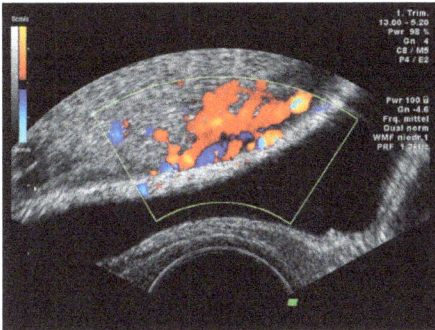

Abb. 6.13: Ultrasonographische Kontrolle (Farbdoppler) bei konservativem Management einer Placenta praevia increta/percreta.

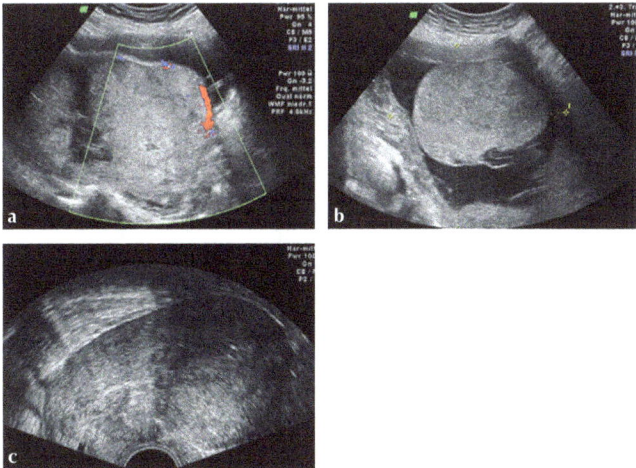

Abb. 6.14: Ultrasonographische Kontrolle einer Placenta praevia increta/percreta bei konservativem Management: teilweise gelöste Plazenta, im Lochialfluss flottierend; a, b, c stellen den zeitlichen Verlauf dar (a: Farbdoppler, b und c: nativ).

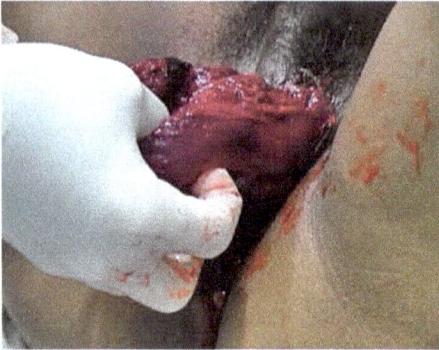

Abb. 6.15: Geburt der demarkierten Plazenta.

7 IUFT (intrauteriner Fruchttod)

Definition
Absterben eines Feten nach 24. + 0. SSW

Totgeburt
- Geburt einer toten Frucht mit $\geq$ 500 g Geburtsgewicht
- ohne Vorliegen einer Gewichtsangabe ab einer Körperlänge $\geq$ 25 cm
- wenn Gewicht und Körperlänge unbekannt: $\geq$ 24. + 0. SSW

Klinik
Ausbleiben der Kindsbewegungen

7.1 Dead-fetus-Syndrom

Inzidenz
1–2 %; das Syndrom wird vielfach hinterfragt

Klinik
Schleichende Gerinnungsstörung mit
- Fibrinogen < 150 mg/dl
- Thrombozyten < 100.000/µl
- Verlängerung der aPTT, bei Fibrinogen < 100 mg/dl (DIC)

Diagnose
Bei Verdacht auf intrauterinen Fruchttod:
- **sonographische Diagnose** (möglichst durch zwei Untersucher) als Erstmaßnahme
- **Labor:** Gerinnungsstatus, Fibrinogen, Thrombozyten, aPTT, Quick, D-Dimere, AT-III

Therapie
- Korrektur der Gerinnungsstörung: FFP bei Fibrinogen < 100 mg/dl, Thrombozytenkonzentrate bei < 20.000 Thrombozyten/µl
- niedermolekulare Heparine ab Diagnose

Geburtseinleitung
- bei **unauffälliger Gerinnung** Einleitung in Abhängigkeit vom Befund (SSW, Kindslage, Zervixbefund).
- bei **manifestem Dead-fetus-Syndrom** rasche Uterusentleerung in Abhängigkeit vom Schwangerschaftsalter und der Muttermundsweite (evtl. instrumentelle Extraktion des Fetus oder Sectio parva).

IUFT eines Zwillings
- engmaschige Kontrollen von Blutbild, Gerinnungsstatus, CTG, US, Doppler (in 29 % Entstehen einer Präeklampsie)

8 Hypertensive Erkrankungen in der Schwangerschaft

8.1 Präeklampsie

Ursache

Gestörte Trophoblastinvasion im ersten Trimenon
Die hypertensiven Schwangerschaftserkrankungen bedingen insgesamt etwa 20 % aller maternalen Thrombozytopenien und sind mit allgemeiner Gerinnungsaktivierung assoziiert (Erhöhung TAT-Komplexe, klinische DIC > 1 %). Erniedrigte AT-Spiegel können ein zusätzlicher Hinweis auf eine präpartal ablaufende DIC sein.

Therapeutische Eckpfeiler

Krampfprophylaxe (Magnesiumsulfat), antihypertensive Therapie (Methyldopa (Presinol®), Urapidil (Ebrantil®), Dihydralazin (Nepresol®)) und die Optimierung des Flüssigkeitshaushaltes, um einer Hämokonzentration entgegenzuwirken (Ein Hk > 38 % ist in der Schwangerschaft als pathologisch anzusehen!)

Cave: Vorsichtiger Umgang mit Diuretika!

Es sollte die 34. SSW abgeschlossen werden oder vor Abschluss der 34. SSW die fetale Lungenreife mit Hilfe von Betamethason (Celestan®) induziert werden. Einzige kausale Therapie der Präeklampsie ist die rechtzeitige Entbindung.

8.2 Eklampsie

Inzidenz

4–5/10.000 Geburten

Definition

Tonisch-klonische generalisierte Krampfanfälle vor, unter und nach der Geburt bei vorbestehender Präeklampsie

Ätiologie

Unbekannt, evtl. hypertensive Enzephalopathien, Blutungen, Ischämie, zerebrale Ödeme

Klinik

- 2/3 präpartal
- 1/3 48 h post partum, selten später
- in 20 % Prodromalsymptome (Kopfschmerz, Sehstörungen, Augenflimmern und Oberbauchschmerzen)

Ein **eklamptischer Anfall** beginnt mit Zuckungen im Gesicht, starren, weiten Pupillen, danach folgt für 60–90 sec ein tonisch-klonischer Krampfanfall, der an den Extremitäten beginnt mit Ausbreitung über den Stamm kranialwärts fortschreitet, evtl. mit Schaum vor dem Mund, Zungen-/Lippenbissen, konjunktivale Einblutungen, nach tiefer Inspiration Bewusstlosigkeit von unterschiedlicher Dauer. Es besteht **akute Lebensgefahr** durch Aspiration, Laryngospasmus, Atemstillstand.

Cave: Der erste Anfall kann tödlich sein (maternale Mortalität: 2–5 %, perinatale Mortalität: 20 %)!

Diagnose

- Ausschlussdiagnose (keine neurologischen Erkrankungen präexistent!)
- **Methode der Wahl:** MRT

Differentialdiagnostik

- Epilepsie
- zerebrale vaskuläre Erkrankungen (Hirninfarkt, Hirnblutung, Sinusvenenthrombose, Hirnödem)
- intrakranielle Raumforderung
- Meningitis/Enzephalitis
- toxische und metabolische Störungen (Kokainabusus, Hypo/Hyperglykämie, Hyponatriämie, Hypokalzämie)

Therapie

- Erhalt der mütterlichen Vitalfunktionen, Seitenlagerung, Freihalten der Atemwege, O_2-Gabe

- Intensivüberwachung (RR, Puls, SpO_2), Ausscheidung, Reflex-status, CTG
- Durchbrechen des Krampfanfalles und Prophylaxe: **Magnesium-sulfat als Mittel der Wahl:** initial 3–4 g in 5 min i. v., danach: 1–3 g/h dauerhaft

  Cave: Magnesiumsulfat passiert die Plazenta; dadurch kommt es oft zum Absinken der fetalen Baseline und Einengung der fetalen Oszillationsamplitude im CTG!

- RR-Senkung bei > 160/110 mm Hg mit Dihydralazin

  Cave: Senkung maximal 20 mmHg/h (sonst Gefahr einer vor-zeitigen Lösung, bei SGA und Plazentainsuffizienz Gefahr der der Hypoxie)!

- Diazepam 0,1–0,3 mg/kg KG (meist außerhalb der Klinik)
- Nach Stabilisierung rasche Entbindung (Sectio oder spontan nach Befund); < 34. + 0. SSW wenn möglich Versuch der RDS-Prophylaxe mit 2 × 12 mg Celestan® i. m. oder i. v. in 48 h

Merke: Wann immer möglich, ist eine Betreuung der Patientin in einem Perinatalzentrum Level 1 anzustreben.

Prävention

Bei hohem Risiko ab 12. + 0. SSW–36. + 0. SSW **low-dose-ASS** speziell bei (75–100 mg per os)

- pathologischem Doppler in der A. uterina zwischen der 17.–24. SSW
- Zustand nach Präeklampsie, Eklampsie, HELLP < 32. SSW
- Zustand nach schwerem SGA
- familiärer Belastung
- Antiphospholipid-Syndrom **(ASS + NMH)**
- chronische Hypertonie
- Niereninsuffizienz

8.3 HELLP-Syndrom

Inzidenz

- 0,2–0,8 % aller Lebendgeburten meist in der 32.–34. SSW

- bis zu 70 % präpartal auftretend (7–10 % < 27. SSW)
- bis 30 % 48 h postpartal
- 4–12 % in Folge einer schweren Präeklampsie

Klinik

- **Richtungsweisend** sind meist **rechtsseitige Oberschmerzen** (bis 90 %), **Übelkeit, Erbrechen** (45–85 %). Geht in 20–40 % den laborchemischen Veränderungen Tage bis Wochen voraus.
- Transaminasenanstieg durch Leberzellnekrosen
- bei ≤ 20 % der Patientinnen keine Präeklampsiezeichen
- Spontanverlauf unkalkulierbar, bei bis zu 43 % kurzfristige Regression der klinischen und der Laborsymptomatik.
- Bei > 50 % **schwere Komplikationen**:
  - DIC (21 %)
  - vorzeitige Plazentalösung (16 %)
  - akutes Nierenversagen (8 %)
  - Lungenödem (6 %)
  - Leberhämatome, Leberruptur, Hirnödem, Netzhautablösung (je 1 %)

Merke: Bei Oberbauchschmerzen mit oder ohne Präeklampsiezeichen muss immer ein HELLP-Syndrom ausgeschlossen werden!

Diagnose
Das HELLP-Syndrom ist i. d. R. eine Labordiagnose. Tabelle 8.1 zeigt die klassischen Konstellationen.

Differentialdiagnostik

- akute Schwangerschaftsfettleber
- Virushepatitis
- intrahepatische Schwangerschaftscholestase
- Thrombotisch-thrombozytopenische Purpura (TTP)
- Hämolytisch-urämisches Syndrom (HUS)

Therapie
Kausal wie bei der Eklampsie: **Entbindung!** Konservative Versuche mit Kortikoiden scheinen keinen Einfluss auf die maternale Mor-

Tab. 8.1 Laborchemisches Screening bei Verdacht auf HELLP-Syndrom

Hämolyse	• Haptoglobin vermindert • Gesamtbilirubin erhöht • Fragmentozyten positiv im peripheren Blutausstrich • LDH erhöht
Leberfunktion	• Werte für Glutamat-Oxalacetat-Transaminase (GOT) und Glutamat-Pyruvat-Transaminase (GPT) $\geq$ 3fache Standardabweichung • Laktatdehydrogenase (LDH) erhöht
Thrombozytopenie	• Thrombozyten < 100.000/µl • **Cave:** dynamischer Abfall auf < 150.000/µl
Hämokonzentration	• Hk $\geq$ 38 %
Nierenfunktion	• Harnsäure im Serum > 5 mg/dl (tubuläre Sekretion vermindert)
Intravaskuläre Gerinnungsaktivierung (DIC)	• Thrombozyten vermindert • D-Dimer-Spiegel erhöht

bidität und die Transfusionswahrscheinlichkeit zu haben. Im Rahmen des HELLP-Syndroms sollten prophylaktische Thrombozytentransfusionen bei Thrombozytopenien unterbleiben, da sie die pathologischen Gerinnungsprozesse weiter aufrechterhalten können. Nur bei klinischer Blutungsneigung sollte eine Gabe von Thrombozytenkonzentraten erfolgen.

Wiederholungsrisiko
Bis zu 20 %

Merke: Bei Eklampsie und HELLP-Syndrom müssen die Patientinnen postpartal kontinuierlich intensiv überwacht werden. Eine antihypertensive Therapie muss fortgesetzt werden; auch wenn der Blutdruck initial absinkt, steigt er meist nach 24 h wieder an. Die Dosisreduktion muss langsam erfolgen. Die RR-Normalisierung kann bis zu 9 Monate dauern (Die Werte soll-ten in dieser Phase < 160/110 mm Hg betragen.). Die i. v. Magnesiumtherapie muss als antikonvulsive Prophylaxe fort-gesetzt werden. Engmaschige Laborkontrollen sind obligat. Es besteht bei postpartalen Erkrankungen eine höhere Inzidenz von Lungenödemen und Nierenversagen. Bei persistierenden oder unklaren neurologischen Symptomen sollte ein MRT durchgeführt werden.

9 Thromboembolische Erkrankungen

Ätiologie

Das Risiko für eine thromboembolische Erkrankung ist in der Schwangerschaft, sub partu und im Wochenbett erhöht (6–8fach). Meist kommt es zu einer tiefen Thrombose links ileofemoral. Bei bekannten Risikofaktoren sollte grundsätzlich immer an eine thromboembolische Erkrankung gedacht werden. Durch die schwangerschaftsphysiologischen Veränderungen im Gerinnungshaushalt ergibt sich ein erhöhtes Thromboserisiko.

9.1 Thrombophlebitis

Definition
Oberflächliche Entzündung einer Vene

Klinik
Druckdolenz, Rötung, keine Allgemeinsymptome

Diagnose:
Klinisch-palpatorisch

Therapie
- lokal Heparinsalbe
- Mobilisierung
- ggf. Stichinzision mit Thrombektomie und Kompressionsverband

9.2 Tiefe Bein- und/oder Beckenvenenthrombose (venöse Thromboembolie, VTE)

Inzidenz
0,1–0,3 %

Definition
Thrombotischer Verschluss einer tiefen Vene. Tabelle 9.1 gibt die Risikofaktoren für eine VTE wieder.

Tab. 9.1: Risikofaktoren der VTE in der Schwangerschaft, sub partu und im Puerperium

Präexistente Risikofaktoren	Neu oder vorübergehende Risikofaktoren
Zustand nach VTE[*] angeborene Thrombophilien: • **AT-3 Mangel**[*] (4–10×) • Protein C-Mangel (4–10×) • Protein S-Mangel (1–2×) • **Faktor V Leiden**[*] (hetrozygot: 8×, homozygot: 80–100×) • Prothrombin Genmutation (G20210 A)(2–3×) • **kombinierte Defekte**[*] erworbene Thrombophilien: • **Antiphospholipid-Syndrom**[*] • Lupus-Antikörper • Anticardiolipin-Antikörper • 35 Jahre • Adipositas • 4. Para • **ausgeprägte Varicosis**[*] • **Paraplegie**[*] • Homocysteinurie • **Sichelzellerkrankung**[*] (hier Sekundäreffekt) • Sepsis • nephrotisches Syndrom • kardiale Erkrankungen • Thrombozythämie • Polycythaemia vera	• operative Eingriffe (Plazentarest, postpartale Sterilisation) • Dehydratation • schwere Infektion • 4 d Bettruhe • Präeklampsie • massiver Blutverlust • protrahierte Geburt • hohe vaginal-operative Entbindung • Sectio caesarea • Sectiohysterektomie • Immobilität post partum • **Herzklappenersatz**[*] • Rauchen

[*] **fett gedruckt Erkrankungen mit hohem Risiko: Therapie** antenatal + 6 Wochen postpartal niedermolekulare Heparine (NMH)

Klinik
- subfebrile Temperatur
- Kletterpuls (Mahler-Zeichen)
- Schmerzen im Bein
- bei Beckenvenenthrombosen: Druckschmerz in der Leisten-
  gegend, Phlegmasia coerulea dolens mit Ödem und Lividität,
  Ausbildung eines Kollateralkreislaufes

Diagnose (in erster Linie klinisch)
- Kompressionssonographie
- Farbdoppler-Ultraschall inklusive Uterus und Fetus (Die uterine
  Perfusion muss intakt sein, sonst Sectio!)
- Angio–MRT
- **D-Dimere**
  niedrig: Thrombose ausgeschlossen
  erhöht: Thrombose möglich
  Differentialdiagnose: D-Dimere auch bei Präeklampsie erhöht
- venöse Angiographie

Bei der Diagnose gibt es folgende Herausforderungen
- Erkennen aller Risikofaktoren
- korrekte Einschätzung der Symptomatik vor dem Hintergrund
  der Risikofaktoren
- schnelle Unterscheidung zwischen Prophylaxe, Therapie und
  inadäquater Dosierung

Merke: Die therapeutische Intervention sollte nicht durch Warten
auf die Ergebnisse der Diagnostik verzögert werden. Akute
Symptome, die auf eine Thromboembolie hindeuten, sind ein
Notfall und müssen vor Bestätigung der Diagnose behandelt werden (auch um ein postthrombotisches Syndrom zu verhindern).

Therapie
- Heparin: 5000 IE unfraktioniertes Heparin initial i. v. oder NMH
  40 mg i. v als Bolus, danach Heparininfusion 1000–2000 IE/h
  angepasst an die aPTT (1,5–2,5fach) für 5–7 d oder NMH therapeutisch alle 12 h s. c.

- Kompressionsstrümpfe nach Maß
- Extremität hoch lagern, ggf. chirurgische Embolektomie oder Lysetherapie erwägen (postpartal).
- V. cava-Filter bei rezidivierenden Prozessen trotz adäquater Antikoagulation erwägen (ggf. gleich bei Sectio, speziell wenn diese wegen Thrombose bedingter uteriner Minderperfusion durchgeführt wird).
- Lysetherapie in der Schwangerschaft wenig geeignet
  Cave: Blutungsgefahr, vorzeitige Lösung

Merke: Bei Blutungsgefahr sollte unfraktioniertes Heparin verwendet werden, weil die Halbwertszeit kürzer ist und weil Protaminsulfat als Antidot komplett seine Wirkung aufheben kann.

Kontraindikation

Warfarin ist in der Schwangerschaft kontraindiziert (teratogen im ersten Trimenon (nasale Hyperplasie, Epiphysenstörungen) **später** sind fetale zerebrale und plazentare Blutungen möglich). Kann ab dem 2./3. Wochenbettstag benutzt werden; die INR sollte bei 2,0–3,0 liegen; die Heparintherapie sollte überlappend fortgesetzt werden, bis an zwei aufeinanderfolgenden Tagen die INR > 2.0 ist.
Beim **Stillen** sind alle Heparine und Warfarin erlaubt. Bei Vorliegen von hohen Risikofaktoren (vgl. Tab. 2.3) muss die Therapie mit Heparin oder Warfarin mindestens 6 Wochen postnatal fortgesetzt werden.

Prophylaxe eines postthrombotischen Syndroms
2 Jahre Kompressionsstrümpfe nach Maß.

9.3 Lungenembolie

Inzidenz
0,3–1,2 %

Definition
Plötzlicher, teilweiser oder vollständiger Verschluss eines Blutgefäßes der Lunge durch Blutgerinnsel; zu 95 % entsteht sie nach

vorausgegangener Thrombose der tiefen Bein- und Beckenvenen (Risikofaktoren vgl. Tab. 6.1).

Klinik
- **Leichte Symptome:** Dyspnoe, Kollaps, Brustschmerz (Pleuritis), Hämoptyse, Blässe, Tachypnoe, Husten, Tachykardie, Temperatur $> 37\,°C$
- **Schwere Symptome:** Zyanose, Schock Synkope, Kreislaufkollaps mit Hypotonie (systolisch < 90 mm Hg)

Merke: Symptome einer Lungenembolie sind identisch mit denen anderer kardiopulmonaler Erkrankungen (z. B. Fruchtwasserembolie, Pneumothorax). Ein Verdacht auf Lungenembolie besteht grundsätzlich bei plötzlichem Auftreten von Atemnot, Brustschmerz, unklarer Tachykardie oder kardiovaskulärem Prolaps.

Diagnose (Methoden grundsätzlich auch in der Schwangerschaft durchführbar!)
- EKG (unspezifisch, meist Sinustachykardie; ggf. Rechtsherzbelastung)
- Echokardiographie
- BGA (verringerter pO_2, pCO_2 normal oder verringert)
- Röntgen-Thorax (auch in der Schwangerschaft erlaubt!) unspezifisch
- Segmentausfall, hochstehendes Hemidiaphragma
- unilateraler Pleuralerguss
- Angio-MRT
- D-Dimere
- Spiral-CT (Ein Spiral-CT erreicht eine intrauterine Strahlendosis bis maximal 0,02 mGy im ersten Trimenon, 0,08 mGy im zweiten Trimenon und 0,13 mGy im dritten Trimenon.)
- **Ventilations-Perfusionsszintigramm:** Der Einsatz dieses Verfahrens nimmt eine Sonderstellung in der Schwangerschaft ein. Die intrauterine Strahlendosis hängt von den spezifischen physikalischen/biochemischen Eigenschaften des Radioisotops ab. Die intrauterine Dosis für das am häufigsten eingesetzte Radio-

isotop Technetium-99m (^{99m}Tc) beträgt nur 5 mGy. Bei klinischem Verdacht auf Lungenembolie in der Schwangerschaft kann eine Ventilations-Perfusionsszintigraphie mit ^{99m}Tc und inhaliertem Xenongas durchgeführt werden. Die intrauterine Strahlenbelastung liegt bei maximal 0,4 mGy. Im Gegensatz hierzu sollte auf den Einsatz von radioaktivem Jod verzichtet werden (insuffiziente Datenlage in der Schwangerschaft (Stumpf et al., 2008)

Differentialdiagnostik
Pleuritis, Pneumonie, Fruchtwasserembolie

Therapie
- identisch wie bei der Thrombose
- intensivmedizinische Behandlung mit der Option zur Intubation und Beatmung bei Schock
- wenn > 50 % der Lungengefäße betroffen sind, Embolektomie; bei < 34. + 0. SSW zuvor RDS-Prophylaxe und dann Sectio (wenn möglich!)

Prognose
Macht 16–19 % der Ursachen der schwangerschaftsassoziierten mütterlichen Letalität aus (Koonin et al., 1997).

Prävention
Bei Thrombose oder Zustand nach Thrombose sollte immer NMH gegeben werden.

9.4 Sinusvenenthrombose

Definition
Verschluss des Sinus sagittalis superior, Sinus transversus, Sinus sigmoideus oder anderer Hirnvenen durch einen Thrombus bei venöser Kongestion

Ursachen
Systemische oder lokale Infektionen; die Risikofaktoren sind in Tabelle 9.1 aufgeführt.

Klinik

Selten in der Schwangerschaft, häufiger am 3. bis 6. Wochenbettstag treten Kopfschmerzen (75–95 %), Übelkeit, Erbrechen und Fieber auf; dann folgen psychische Veränderungen wie bei einer Psychose. Im weiteren Verlauf kommt es zu fokalen oder generalisierten Krämpfen (**Differentialdiagnose:** Eklampsie), spastischer Hemiplegie und zunehmender Bewusstseinstrübung als Folge eines Hirnödems.

Diagnose

- EKG
- BGA
- MRT
- CT
- ggf. Angiographie

Therapie (▶ auch Kap. 9.2)

- 34. + 0. SSW Sectio, < 34. + 0. SSW zuvor, wenn möglich, RDS-Prophylaxe, dann Sectio
- Antikoagulantientherapie
- bei septischer Ursache zusätzlich Antibiose
- bei Progredienz lokale Lysetherapie

Prognose

5–14 % Sterblichkeit; in bis zu 82 % komplette Wiederherstellung

9.5 Mesenterialvenenthrombose

Inzidenz

0,01–1,5 %

Definition

Thrombose im Bereich der Mesenterialvenen (meistens der Vene mesenterica superior)

Klinik

- plötzlicher Abdominalschmerz
- brettharter Bauch (Défense musculaire)
- paralytischer Ileus

Diagnose
- MRT
- CT (nur bei strenger Indikationsstellung in der Schwangerschaft!)

Therapie
Sofortige Antikoagulation und Antibiose

Prognose
Mortalität unter Therapie 13 % (sonst 50 %)

9.6 Ovarialvenenthrombose

Inzidenz
1 : 500–2000 Geburten

Pathogenese
Risikofaktoren sind protrahierter Geburtsverlauf, Sectio caesarea, lange bestehender Blasensprung.

Ätiologie
Bakteriell in Verbindung mit Hyperkoagulabilität

Klinik
Unspezifische Symptome: Dysurie, Blähungen, rechtseitiger Unterbauchschmerz (**Differentialdiagnose:** Appendizitis, stielgedrehte Ovarialzyste, Endomyometritis)
später: spezifische Fieberschübe, akutes Abdomen, strang- oder walzenförmiger druckdolenter Palpationsbefund im rechten Unterbauch

Diagnose
- gynäkologische Tastuntersuchung
- Ultraschall und Doppler
- CT
- MR-Angiographie

Therapie
- Antibiose (Amoxicillin (1,2 g) + Clavulansäure (2,2 g) 3 × pro Tag, evtl. + Clindamycin (200 mg) 4 × pro Tag)

- volle i. v. Heparinisierung
- selten Adnexektomie, Thrombektomie, bei Endomyometritis auch Hysterektomie (Herdsanierung)

Prognose
Hohe Letalität

Merke: „To-Do-Liste" zu thromboembolischen Erkrankungen in der Schwangerschaft, sub partu und im Puerperium:
- **Alle Schwangeren sollten frühzeitig auf Risikofaktoren untersucht werden.**
- Patientinnen mit entsprechender Vorgeschichte sollten eine **Thrombophiliediagnostik** erhalten **(Thromboseprophylaxe).**
- Akute Symptome verdächtig auf Thromboembolie bei Frauen mit Risikofaktoren sind ein Notfall und sollten vor Diagnosebestätigung sofort therapiert werden.

10 Fruchtwasserembolie (engl. anaphylactoid syndrome of pregnancy)

Inzidenz
1 : 8.000 – 1 : 30.000 Geburten

Ätiologie
Es wird vermutet, dass es sich bei der Fruchtwasserembolie um eine allergische Reaktion auf fetale Antigene (thromboplastinreiche Trophoblastzellen meistens bei männlichem Fetus) handelt. Aus einer akuten Verminderung der Lungendurchblutung durch Embolisation mit Fruchtwasserbestandteilen (Mekonium, Plattenepithelzellen, Lanugohaar, Vernix) kommt es zur Kontraktion der Lungenarterien und Herzversagen; sehr häufig entsteht eine DIC. Pathophysiologisch treten Amnionflüssigkeit und damit der gewebespezifische Plasminogenaktivator (t-PA), Gewebefaktor (*engl. tissue factor*, mit prokoagulatorischer Aktivität) und eine Faktor-X-aktivierende Substanz in die mütterliche Blutbahn über, die direkt oder über Zytokinaktivierung eine DIC mit zum Teil fulminanter Fibrinolyse induzieren, die mit schweren Blutungen assoziiert ist. Eine einheitliche Erklärung für die Pathogenese der Hämostasestörung gibt es bislang nicht. **Risikofaktoren** sind vor allem ein hohes Alter der Mutter, Multiparität, starke Uteruskontraktionen, Sectio caesarea, hohe Zervixrisse, vorzeitige Plazentalösung und ein abdominelles Trauma.

Klinik
Die Fruchtwasserembolie tritt meist in engem zeitlichen Zusammenhang mit der Geburt auf (80 % unter Wehentätigkeit, 20 % auch bei stehender Fruchtblase und ohne nachweisbare Wehentätigkeit). In Einzelfällen kann eine Fruchtwasserembolie auch bis zu 20 h nach Sectio auftreten oder nach transabdominaler Amniozentese, Amnionauffüllung, nach Schwangerschaftsabbrüchen

bzw. Abortausräumungen, nach Geburtseinleitung mit Prostaglandinen sowie spontan bei unauffälligem Schwangerschaftsverlauf im zweiten Trimenon. Die Erkrankung tritt im Allgemeinen aus voller Gesundheit (ohne Prodromi) in zwei Phasen auf:

- **Initialphase:** Im Vordergrund stehen Dyspnoe, Tachypnoe, Agitiertheit und Angstzustände sowie eine Zyanose und ein Blutdruckabfall bis hin zum Atem-/Herzstillstand. Wechselnde Symptome sind Grand mal Anfälle (10–20 %), profuse Blutungen (**Cave:** postpartale Atonie) sowie ein sekundäres nicht kardiogenes Lungenödem (24–70 %). 25 % der Frauen sterben innerhalb einer Stunde und bis zu 80 % innerhalb der ersten neun Stunden.
- **Folgephase:** Entwicklung einer Koagulopathie in einem Zeitintervall von 30 min bis zu 9 h (selten später). Die Hämostasestörung reicht von einer leichten Thrombozytopenie und einem Anstieg der löslichen Fibrinmonomerkomplexe bis hin zu deletären Verlaufsformen einer DIC mit postpartal überschießender Fibrinolyse.

Diagnostik

Die Diagnose stützt sich in erster Linie auf den biphasischen Verlauf der klinischen Symptome. Das Fehlen des thorakalen Schmerzes gilt als differentialdiagnostisches Kriterium in Abgrenzung zur Lungenembolie.

Merke: Es gibt kein zuverlässiges rasch verfügbares und klinisch etabliertes Diagnoseverfahren zum sicheren Ausschluss oder Nachweis einer Fruchtwasserembolie.

Differentialdiagnose

- medikamenteninduzierter anaphylaktischer Schock
- Lungenembolie oder Aspirationspneumonie
- Herzinfarkt
- zerebrovaskuläre Komplikationen

Überwachungsmaßnahmen

- Blutdruck, Puls
- stündliche Urinausscheidung

- EKG (Arrhythmien, Bradykardie, Tachykardie
- Thorax-Röntgenaufnahme (Lungenödeme bei 70%, seltener Kardiomegalie)
- Atemfrequenz, BGA, Pulsoxymetrie: plötzlicher Abfall der Sauerstoffsättigung
- laborchemische Untersuchungen vor allem der Hämostaseparameter
- kontinuierliche Überwachung des Kindes mittel CTG

Therapie

Bereits bei Verdacht auf eine Fruchtwasserembolie ist eine sofortige koordinierte Zusammenarbeit mit Intensivmedizinern, Anästhesisten und der Transfusionsmedizin erforderlich. Dabei sind folgende Maßnahmen zu treffen:

- kardiopulmonale Reanimation (soweit erforderlich)
- Therapie der Hypotension: initial hohe Volumenzufuhr, wenn möglich unter zentralem Kreislaufmonitoring (Pulmonaliskatheter), evtl. zusätzlich Dopamin (3–7 µg/kg KG und min)
- intravenöse Applikation von Glukokortikoiden (z. B. 500 mg Hydrokortison alle 6 h)
- Behandlung der akuten Gerinnungsstörung: kein Heparin, FFP, sofern erforderlich Erythrozyten-/Thrombozytenkonzentrate, evtl. Substitution von Antithrombin, bei postpartal überschießender Fibrinolyse: Tranexamsäure 2–3 g i. v.
- Rechtzeitige Entbindung abhängig von der Stabilisierbarkeit des Zustandes der Mutter und dem Befinden des Kindes in utero; nach notfallmäßiger Versorgung der Mutter wird mehrheitlich empfohlen, unverzüglich die Entbindung vaginal (sofern möglich) oder durch Sectio vorzunehmen, bei Herzstillstand durch notfallmäßige Schnittentbindung unter Reanimationsbedingungen.

Prognose

Maternale Mortalität: 26,4–80%
Perinatale Mortalität: abhängig vom Gestationsalter, bei antenataler Fruchtwasserembolie 21–40%

Die Häufigkeit anhaltender neurologischer Störungen beträgt 50 % der Überlebenden (vor allem thrombotisch bedingter Schlaganfall).

Merke: Nur 15 % der überlebenden Patientinnen haben keine chronischen neurologischen Komplikationen.

Forensik

Die Fruchtwasserembolie ist eine klinische Diagnose. Die Therapie muss umgehend durchgeführt werden. Facharztstandard, die Konsultation eines Anästhesisten und Intensivmediziners sind, wie eine sofortige Verlegung in ein Krankenhaus mit Maximalversorgung, obligat. Peripartal muss spätestens 5 min nach erfolgloser Reanimation die Geburt erfolgt sein.

11 Akutes Abdomen

Definition
Lebensbedrohliche Erkrankung, meist nur operativ behandelbar; **in der Schwangerschaft muss stets der Fetus mitberücksichtigt werden.** Tabelle 11.1 gibt einen Überblick über Ursachen eines akuten Abdomens.

Klinik
- abdominale Schmerzen
- Übelkeit

Tab. 11.1: Ursachen für ein akutes Abdomen

Ursache	Beispiele für zugrunde liegende Erkrankungen
entzündliche intraabdominelle Erkrankungen	Appendizitis Cholezystitis Divertikulitis, Colitis, Morbus Crohn Ulkusperforation, Darmperforation Abszesse oder hämatogene Peritonitis Pankreatitis
Ileus (mechanisch)	Adhäsionen Hernien
Mesenterialinfarkt	
Stieldrehung	Ovarialtumoren
intraabdominelle Blutungen	Ulzerationen Perforation, Ruptur (Aneurysma) Ösaphagusvarizen Leberruptur Tumore Verletzungen
Traumata (stumpf, perforierend)	

- Erbrechen
- Angst, Unruhe
- Tachykardie
- Kaltschweißigkeit

Diagnose
- **körperliche Untersuchung:** Inspektion, Palpation, Auskultation
- **apparative Untersuchung:** Sonographie, MRT
- **Labor:** Blutbild, CRP

Differentialdiagnostik
- **geburtshilfliche Erkrankungen**
  vorzeitige Wehen
  vorzeitige Lösung
  HELLP-Syndrom
  Chorioamnionitis
  Myomnekrose
  Adhäsionsschmerzen
- **sonstige Erkrankungen**
  Niere: Pyelonephritis, Harnstau, Nierenkoliken
  Herz: Angina pectoris, Herzinfarkt, Perikarditis
  Lunge: Pneumonie, Pleuritis, Lungenembolie
  Neurologie: Bandscheibenvorfall, Psychosen
  Metabolisch: diabetisches und urämisches Koma

Cave: Durch Verdrängen der abdominalen Organe kann die Diagnostik erschwert sein (z. B. Kranialverlagerung der Appendix); die Abwehrspannung ist bei dilatierten Bauchdecken weniger ausgeprägt.

Therapie
- Operation; im ersten Trimenon: kindliche Mortalität 5 %
- ab $\geq 32. + 0.$ SSW: Sectio plus OP; bei geplanter Erhaltung der Schwangerschaft intraoperativ den Uterus möglichst wenig manipulieren unter perioperativer Tokolyse und nach vorheriger RDS-Prophylaxe.

12 Koagulopathie

Eine **Verlustkoagulopathie** ist die häufigste Ursache der peripartalen Hämostasestörung (Blutverlust $\geq$ 1,5 l). Die Substitution großer Blutverluste mit kristalloiden/kolloidalen Lösungen und Erythrozytenkonzentraten führt zu einer Verdünnung mit Konzentrations- und Aktivitätsabfall aller Gerinnungsfaktoren. Eine blutungsbedingte Verlustkoagulopathie geht nahezu immer mit einer **Verdünnungskoagulopathie** einher, deren Ausmaß von Art und Menge des zugeführten Volumenersatzmittels, den Ausgangskonzentrationen der Hämostasefaktoren und der Dynamik des Blutverlustes abhängig ist.

Wenn das gesamte Blutvolumen nur mit Erythrozyten, kristallinen/kolloidalen Lösungen ersetzt wird, liegt die Restaktivität der Gerinnungsfaktoren zwischen 30 und 40 % (für eine Hämostase noch gerade ausreichend). Nach ca. 2,5fachem Ersatz des Blutvolumens ist mit einer klinisch relevanten Thrombozytopenie ($<$ 50.000/µl) zu rechnen. Die Fibrinpolymerisation wird durch die Interaktion mit künstlichen Kolloiden gestört. Die Koagulopathie wird durch eine Hypothermie (z. B. nicht vorgewärmte Volumenersatzmittel) und eine Azidose begünstigt.

12.1 DIC und Verbrauchskoagulopathie

Die häufigsten Ursachen einer disseminierten intravasalen Gerinnung (disseminierte intravasale Koagulopathie (DIC)) mit konsekutiver Verbrauchskoagulopathie in der Geburtshilfe sind:

- vorzeitige Plazentalösung (evtl. Kombination mit Verlustkoagulopathie)
- schwere hypertensive Schwangerschaftskomplikationen: Präeklampsie/Eklampsie/HELLP-Syndrom
- septische Komplikationen (Amnioninfektionssyndrom, Puerperalsepsis)
- Fruchtwasserembolie (selten: 1 : 13.000 Geburten)
- ausgedehnte Gewebetraumatisierungen

Ein **Dead-fetus-Syndrom** als Ursache für eine maternale Gerinnungsstörung gilt als umstritten.

Klinik

Eine DIC mit Verbrauchskoagulopathie entwickelt sich mehrphasig:

- **Phase I:** Aktivierung des Gerinnungssystems (Hyperkoagulabilität) durch die Einschwemmung thromboplastischen Materials (Gewebefaktor) in die mütterliche Zirkulation
- **Phase II:** DIC mit Verbrauch an Gerinnungsfaktoren und -inhibitoren, reaktive Hyperfibrinolyse
- **Phase III:** Verbrauchskoagulopathie mit Blutung und/oder Mikro- und Makrothrombosierung
- **Phase IV:** Erholungsphase mit Anstieg zunächst der Fibrinogenkonzentration, später der anderen Gerinnungsfaktoren

Diagnose

Die diagnostischen Parameter und Grenzwerte sind in Tabelle 12.1 aufgeführt.

Ferner:

- **Thrombelastographie (TEG) im Vollblut:** (schnelle Messung der Fibrinbildung, Beurteilung des Gerinnsels im Vollblut, Polymerisationsstörung durch Fibrinspaltprodukte oder Kolloide)
- **D-Dimere:** Messung der Hyperfibrinolyse (Grenzwert abhängig von der Methode, z. B. Dade-Behring > 0,5 mg/l), müssen im Verlauf ansteigen
  Cave: geringe Spezifität
- **Clot-observation-Test**: Beobachtung der Gerinnselbildung im Vollblut; das Auflösen des Gerinnsels nach 30–60 min weist auf eine Hyperfibrinolyse hin

Bei einer DIC ist eine intensivmedizinische Überwachung mit Verlaufsdiagnostik der Gerinnungsparameter (INR, aPTT, Fibrinogenspiegel, Antithrombinspiegel, D-Dimere, ggf. TEG, Blutbild) obligat.

Therapie der gestörten Hämostase

Entscheidend für das Ausmaß und die Prognose ist die rechtzeitige Beseitigung der Krankheitsursache (z. B. rasche Entbindung bei

Tab. 12.1: Diagnosekriterien der DIC

Parameter	Klinischer Wert	Tendenz ohne Therapie
Thrombozyten	< 100.000/µl	↓
Thrombinzeit	> 21 s	↑
Quick-Wert	< 50 %	↓
aPTT	< 1,5 fache Verlängerung	↑
Fibrinogen	< 100 mg/dl	↓
Faktor V	< 50 %	↓
Antithrombin III	< 50 %	↓
Reptilasezeit	> 21 s	↑
D-Dimer	> 600 ng/ml	↑
Lösliches Fibrin	erhöht	↑

schwerer vorzeitiger Lösung oder bei DIC). Die kritischen Grenzwerte bei akuten Blutungskomplikationen zeigt Tabelle 2.4.

Therapie persistierender Blutung

- adäquate Volumenzufuhr mit vorgewärmten kristalloiden/kolloidalen Lösungen
- Korrektur der metabolischen Azidose, Aufrechterhaltung der Normothermie, Einstellung des ionisierten Kalziums im Normbereich
- Blutverlust > 20 % des Blutvolumens bzw. Erreichen der Grenzwerte: Applikation von EK und Gefrierplasma **(FFP: initial 15–20 ml/kg KG).**
  Im Notfall ohne Kreuzprobe: EK der Blutgruppe 0 Rhesus negativ und FFP der Blutgruppe AB.
- Wenn FFP nicht ausreichend wirksam/nicht vorhanden, Substitution mit Fibrinogenkonzentraten (2–4 g ausreichend). Nach Fibrinogengabe sollte die Fibrinogenkonzentration mindestens 2 g/l betragen. Fibrinogen sollte nur dann appliziert werden, wenn eine pathologisch gesteigerte Gerinnungsaktivierung (zumeist mit Hyperfibrinolyse) nicht mehr fortbesteht (in der akuten geburtshilflichen Situation schwierig zu beurteilen). **Es sollte vor der Fibrinogengabe ein Antifibrinolytikum, z. B. 1000 mg Tranexamsäure i. v., verabreicht werden.**

- Wenn die INR nicht mit Frischplasma korrigiert werden kann, können **PPSB**-Präparate appliziert werden, z. B. **20 IE/kg KG bei INR 1,5–2,0**.

  Cave: Potentiell thrombogenes Risiko durch hohe Prothrombinkonzentrationen (lange Halbwertszeit).

- Rechtzeitige Applikation von rFVIIa erwägen; rFVIIa ersetzt nicht adäquate chirurgische, embolisierende und konventionelle hämostatische Maßnahmen; es kann jedoch eine postpartale Hysterektomie vermieden werden. Die Indikation zur Gabe wird in Kooperation zwischen Geburtshelfern, Intensivmedizinern/Anästhesisten und Hämostaseologen gestellt. Üblicherweise werden **60–120 µg/kg KG rFVIIa als Bolus i. v.** und bei anhaltend schwerer Blutung evtl. als **zweiter Bolus nach 15–60 min 60–120 µg/kg KG rFVIIa** gegeben.

  Cave: Vorherige Gabe von PPSB wegen erhöhter Prothrombinkonzentration (s. o.).

- Eine Thrombozytopenie ($< 50.000/µl$) bei persistierendem Blutverlust mit Notwendigkeit zur Erythrozytensubstitution stellt eine zwingende Indikation zur Thrombozytentransfusion dar.

- Bei nachgewiesener Hyperfibrinolyse (Clot-observation-Test, TEG-Analyse) sollten Antifibrinolytika (z. B. Tranexamsäure mindestens 1000 mg i. v.) gegeben werden, bzw. bei Verdacht die Gabe erwogen werden.

- Kein Heparin während der Blutung oder bei erhöhter Blutungsgefahr (**Cave:** Blutverstärkung!), stattdessen AT-Aktivität auf 70 % einstellen, je nach Blutverlust 1000–2000 IE AT-Konzentrat, z. B. 2000 IE bei gesamtem Blutvolumenverlust.

- Eine Kontrolle der Hämostaseparameter sollte mindestens alle vier Stunden erfolgen, in der akuten Situation häufiger (ca. alle 30 min).

12.2 Hemmkörperhämophilie

Prävalenz
1 : 1 Million

Bei der erworbenen Hemmkörperhämophilie handelt es sich um ein immunologisches Krankheitsbild, bei dem kreuzaktive IgG-

Antikörper gegen FVIII oder FIX ausgebildet werden. Die seltene, lebensbedrohliche Erkrankung führt abhängig vom Titer der inhibierenden Antikörper in 22 % der Fälle zum Tode.

Klinik
Klinisch zeigen sich Weichteil-, Muskel- und urogenitale Einblutungen, laborchemisch eine verlängerte aPTT bei normalem Quick. Sie kann sich sowohl prä- als auch postpartal manifestieren, wobei das Risiko bei der ersten Schwangerschaft am höchsten ist, 80 % der Fälle gehen in Remission.

Therapie
- Die Therapie passt sich an aktuelle Antikörpertiter an. Dieser wird in Bethesda-Einheiten gemessen. 1 Bethesda-Einheit (BU/ml) ist die Menge an Antikörper, die in einer Mischung von Normal- und Patientenplasma zu einer 50%igen Inaktivierung von normaler FVIII-Aktivität führt.
- **Low-responder** (Patientinnen mit einem Inhibitortiter < 5 BU/ml): Hochdosiertes FVIII-Konzentrat, aktivierter Prothrombinkomplex (FEIBA (*engl. factor eight inhibitor bypassing activity*); 75–100 IE/kg KG) oder rFVIIa (90–120 μg/kg KG) mit Wiederholung nach 2 h.
- **High-responder** (Patientinnen mit einem Inhibitortiter > 5 BU/ml):
  Die Inhibitorspiegel sind zu hoch, um befriedigende FVIII-Spiegel zu generieren, sodass aktivierter Prothrombinkomplex oder rFVIIa die primären Therapieoptionen sind.
- Bei **Therapieversagen** ist die **Plasmapherese** mit anschließender FVIII-Konzentratsubstitution indiziert.

13 Schulterdystokie

Inzidenz

Die mittlere Inzidenz beträgt 0,5 %. Die Inzidenz in Abhängigkeit vom kindlichen Geburtsgewicht zeigt Tabelle 13.1.

Tab. 13.1: Vorkommen einer Schulterdystokie in Abhängigkeit vom kindlichen Geburtsgewicht (nach O'Leary 1990)

Kindsgewicht	relative Häufigkeit	absolute Zahl
< 2500 g	0.4 %	1265
2500–2999 g	0.2 %	4516
3000–3499 g	0.7 %	8691
3500–3999 g	2.4 %	5660
4000–4499 g	9.9 %	1438
> 4500 g	26.3 %	274
Insgesamt	**36.9 %**	**21844**

Kindsgewicht	Inzidenz
4000 g	22 %
5000 g	10 %
4500g	40 %

Definition

Eine Schulterdystokie ist der Geburtsstillstand in der Austreibungsphase bei Schädellage, infolge einer Fehleinstellung der Schultern des Kindes (die vordere Schulter ist oberhalb der Symphyse eingekeilt). Der Kopf wird geboren und scheint wie auf die Vulva aufgepresst. Bei weiterem Pressen resultiert das **„Turtle-Phäno-men"**. Dabei wird der Kopf zunächst nach außen gedrückt, zieht sich aber am Ende der Wehe wieder zurück (Bei der äußeren Untersuchung kann die vordere Schulter oberhalb der Symphyse tastbar sein.). Man unterscheidet die **hohe Schulterdystokie** mit einem Gradstand der Schulterbreite über dem Beckeneingang und die **tiefe Schulterdystokie** mit Querstand der Schulterbreite auf dem Beckenboden. Die Schulterdystokie ist meist ein überraschendes Ereignis mit hoher neonataler Morbidität (Hypoxie, 13 % Plexus brachialis Schäden, 5–7 % Claviculafrakturen).

Cave: 70–90 % der Kinder > 5000 g werden ohne Schäden geboren!

Risikofaktoren für die Entwicklung einer Schulterdystokie
- fetale Makrosomie
- protrahierte Geburt, speziell verlängerte Austreibungsphase
- schneller Geburtsverlauf (*engl. precipitate delivery*)
- Geburtsstillstand in der Austreibungsperiode
- vaginal-operative Entbindung von Beckenmitte
- Adipositas, Kleinwuchs, große Gewichtszunahme in der Schwangerschaft
- Diabetes mellitus, Gestationsdiabetes
- Zustand nach Schulterdystokie, Multiparität
- Beckenanomalien

Diese Risikofaktoren gelten als **Warnsignale,** erleichtern das **frühzeitige Erkennen** einer Schulterdystokie, bedingen **prospektive Handlungsstrategien** und erfordern eine Beratung bezüglich der Entbindungsklinik. (Eine Kinderklinik muss direkt angebunden sein.)

Zuverlässigkeit von antepartalen Risikofaktoren (nach Ozounian, 2005)
Keine Signifikanz haben:
- die Rate der vaginal-operativen Entbindungen
- mütterlicher Diabetes mellitus
- Periduralanästhesie (PDA)
- Multiparität
- Terminüberschreitung

Signifikanz haben:
- Geburtseinleitung
- subpartale Oxytocinaugmentation
- Geburtsgewicht > 4500 g

Antenataler Ultraschall und Gewichtsschätzung

Es kommt zu 20 % Abweichungen auch bei Experten durch systemimmanente Fehlermöglichkeiten. Die ultrasonographische Diagnostik einer fetalen Makrosomie gelingt besser mittels Messung des Abdominalumfanges:

- < 35 cm: Schätzgewicht: > 4000 g (>35 cm???)
- > 38 cm: Schätzgewicht: > 4500 g

Risiken einer Schulterdystokie
Risiken für das Kind:

- Läsion des Plexus brachialis
- Fraktur von Clavicula oder Oberarm
- Verletzung des N. phrenicus
- Hypoxie/Azidose
- Hirnschaden
- Tod des Kindes
- Skelettschäden

Risiken für die Mutter:

- Weichteilverletzungen (Zervix, Vagina, Damm)
- erhöhter Blutverlust (> 1000 ml)
- Uterusatonie
- Uterusruptur

Schädigung des Plexus brachialis

Merke: Eine Schädigung des Plexus brachialis kann unabhängig von einer Schulterdystokie und auch unabhängig von der korrekten Durchführung der allgemein bekannten Maßnahmen zur Behandlung einer solchen, auch antepartal und nach unkomplizierter elektiver Sectio caesarea auftreten.

Inzidenz

1–4 %

- 80 % Typ Erb-Duchenne (C5-C6)
- 20 % Typ Klumpke (C8-Th1)
- **Passagere Plexus brachialis Lähmung:** 1 : 1000 Geburten, Dauer < 12 Monate

- **Persistierende Plexus brachialis Lähmung:** 1 : 10.000 Geburten, Dauer > 12 Monate; Signifikant häufiger bei Geburtseinleitung und Periduralanästhesie auftretend (iatrogene geburtsdynamische Ätiologie)

> **Merke:** 10 % der konnatalen Plexusschäden führen zu bleibender Funktionseinschränkung!

Gefahren und Prävention beim Auftreten einer Schulterdystokie

- **Panik vermeiden, keine unkontrollierten Aktionen**
  Kristeller-Handgriff kann zur Verletzung des bereits gedehnten Plexus brachialis führen.
  Äußere Überdrehung des Kopfes oder forcierte Lateralflexion der Halswirbelsäule können Plexusschäden verursachen.
- **Prävention**
  Risikomanagement (ein für alle gültiger Therapieplan (▶ Abb. 13.1)) regelmäßige Phantomübungen

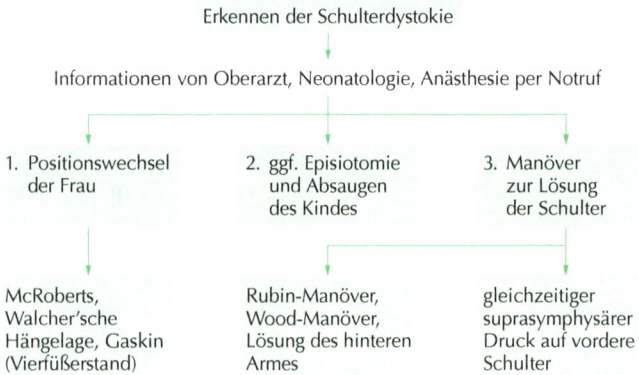

Abb. 13.1: Notfallmanagement Schulterdystokie.

Vorgehen bei Schulterdystokie (Turtle-Phänomen, hoher Schulter-gradstand)

Das Vorgehen sollte gemäß einer **klinikinternen schriftlichen Dienstanweisung** (bindend für alle) erfolgen:

- Oberarzt/Chef und Neonatologen sowie Anästhesisten rufen lassen
- roten Knopf drücken/drücken lassen oder anderen Alarm **(Notruf)**

Merke: kein Kristeller-Handgriff
kein abdomineller Druck
keine Überdrehung
kein Ziehen oder Absenkung des Kopfes

Aktionen bei Diagnose Schulterdystokie
Stellungsänderung der Symphyse:

- sofort Beine in den Hüften maximal strecken, dann
- starke Flexion und Abduktion (McRobert-Manöver) 3 × wiederholen mit gleichzeitigem suprasymphysären Druck auf die eingekeilte vordere Schulter
- Wehentropf abstellen, Tokolyse (Partusistentropf) oder 3 ml Partusisten® intrapartal als Bolus (Notfalltokolyse)
- Episiotomie bei Bedarf erwägen (fakultativ)
- Hänge-Lagerung nach Walcher
- Vierfüßlerstand nach Gaskin (im Querbett)

innere Rotationsmanöver:

- vaginale Rotation des vorderen Schulterblattes (Rubin)
- vaginale Rotation der hinteren Schulter (Wood)
- Lösen des Armes in der Kreuzbeinhöhle (Jacquemier)

wenn nicht erfolgreich:

- Wiederholung des McRobert-Manövers
- Ultima Ratio ist die Notsectio (Rotation der Schulter nach Uterotomie (Martius))

traumatisierende Verfahren (eher vermeiden!):

- gezielte Clavicula- oder Humerusfraktur beim Kind
- Manöver nach Zavanelli (Kopf in den Uterus reponieren, dann Sectio)

- Symphysiotomie (zuvor Stahlkatheter in die Urethra einlegen = conditio sine qua non)

Aktuelle Erkenntnisse zum Behandlungsablauf
- Episiotomie nur, wenn Versuche der direkten inneren Rotation wegen Platzmangel erschwert sind (nicht obligat!)
- McRobert-Manöver: meistens erfolgreich ohne kindliche Schäden, aber etwas höheres Risiko für mechanische Traumata bei den Neugeborenen
- Rubin: bei schwerer Schulterdystokie geringe Inzidenz für neurologische Schäden

Absolute Kontraindikation für fundalen Druck (Kristellern)
- orthopädische und neurologische Traumata beim Neonaten
- erhöhtes Risiko von Erb'scher Lähmung und thorakaler Rückenmarksverletzung des Neonaten

Dokumentation im Krankenblatt (Acker, 1991)
- wann und wie wurde die Schulterdystokie diagnostiziert
- Geburtsfortschritt beschreiben
- geburtshilflicher Befund (Position, Rotation des kindlichen Kopfes)
- Episiotomie erforderlich
- Anästhesie erforderlich
- Einschätzung der Kraftanwendung für Traktionen
- Abfolge, Dauer, Erfolg angewendeter Maßnahmen
- Dauer der Schulterdystokie
- Auswirkungen auf das Neugeborene
- Informationen der Eltern über eine Schulterdystokie

Forensik
- generelles Vorliegen eines Risikomanagements
- Diagnosestellung und -zeitpunkt
- sofortige Information von Oberarzt, Anästhesist und erfahrener Hebamme (z. B. Alarmknopf, roter Funker)
- exakte zeitliche und inhaltliche Dokumentation (OP-Bericht über Kindslage, Geburtsablauf, ergriffene Maßnahmen (chrono-

logisch dokumentiert), Namen der aktiven Geburtshelfer und der von ihnen durchgeführten Maßnahmen)

> **Merke:** Alle verantwortlichen Beteiligten (Arzt, Hebamme) müssen gemeinsam unterschreiben, soweit sie die dokumentierten Maßnahmen beobachtet haben!

Prävention der Schulterdystokie
Das **Wiederholungsrisiko** beträgt **11,9–16,7 %.** Bei Zustand nach Schulterdystokie **keine generelle Empfehlung zur elektiven Sectio,** aber **großzügige Indikationsstellung** gemeinsam mit der Schwangeren**, speziell bei einem Schätzgewicht > 4000 g,** evtl. Einleitung vor dem errechneten Termin.

Relevanz von iatrogenen Einflüssen auf den natürlichen Geburtsbeginn/-verlauf (Risikominimierung)
* keine nicht-indizierten Geburtseinleitungsversuche
* Vorsicht bei subpartaler Wehenstimulation mit Oxytocin, besonders bei Multiparae
* keine riskanten oder fehlerhaft durchgeführten vaginal-operativen Entbindungen bei protrahiertem Verlauf oder unerkannter fetaler Makrosomie

Medizinisch-juristische Aspekte
* **Mangelhafte Dokumentation:** Nicht dokumentiert heißt nicht angewandt und geht im Zweifelsfall zu Lasten der Beklagten.
* **Keine Vorstellung vor Geburt in einer adäquaten Geburtsklinik:** gemäß Mutterschaftsrichtlinien Teil A, Abschnitt 6; z. B.: bei >4000 g Schätzgewicht über die Gefahr einer Schulterdystokie aufklären und Alternative der Sectio erläutern
* **Keine ärztliche Aufnahmeuntersuchung**: Wenn diese nicht erfolgt, gilt das als schwerer Organisationsfehler.
* **Erforderliche Untersuchungen auch beim Notfall:**
  Ultraschall: Kindslage und -größe, Plazentasitz
  Vaginale Untersuchung: Muttermund, Höhenstand
  CTG (30 min Aufnahme)

Nach kompletter Anamnese erfolgt das „Filtern von Risikofaktoren".

Labor nach Bedarf

- **Nichtbeachten von intrapartalen Warnhinweisen**: z. B. protrahierter Verlauf (Eröffnungs-/Austreibungsperiode), Einstellungsanomalien, Deflektionslagen
- **Falsch ausgeführte oder nicht indizierte vaginal-operative Entbindungen**: Fehleinschätzung von Höhenstand bzw. Einstellung und/oder Haltung des vorangehenden Teils
- **Mangelhafte Klinikstruktur und Klinikorganisation**: Beratung gemäß Mutterschaftsrichtlinien Teil A, Abschnitt 6)
- **Inadäquates Handlungsschema bei Schulterdystokie**: Panik, Planlosigkeit, Kristellern, Kompetenzstreitigkeiten

Das Dilemma der Aufklärung

Juristisch gefordert wird eine Aufklärung über dem Geburtsverlauf, immanente Risiken und deren mögliche Folgen. Dies erzeugt Angst eine unnötige Verunsicherung bei einem physiologischen Ereignis wie der Geburt. **Die Schwangere hat Angst vor Komplikationen, der Arzt hat Angst vor juristischen Haftpflichtauseinandersetzungen. Die Folge ist:** Es wird eine geburtshilfliche Defensivmedizin ohne Rücksicht auf operative Früh- und Spätkomplikationen einer Sectio und deren Auswirkungen auf Leben und Gesundheit der Frau betrieben.

14 Beckenendlagen (BEL)

Inzidenz
Am Termin 3–5 % (bei Frühchen 10 %)

Definition
Längslage mit regelwidriger Poleinstellung; der führende Teil ist der Steiß. Es gibt insgesamt **7 Formen**:

- **reine Steißlagen** (66 %): meist extended legs
- **Fußlagen** (18 %): unvollkommene, vollkommene (25–27 cm Dehnungsumfang bei Geburt)
- **Knielagen** (< 1 %): unvollkommene, vollkommene (ungünstig wegen des kleinen Durchmessers von 25–27 cm Dehnungsumfang)
- **Steiß-Fuß-Lagen** (15 %): unvollkommene, vollkommene (günstiger als Fußlagen durch einen größeren Dehnungsumfang von 30–33 cm)

Ätiologie
Ursachen für eine BEL können sein
- Frühgeburten
- intrauteriner Fruchttod
- weniger Kindsbewegungen
- Plazentainsuffizienz
- kindliche Fehlbildungen
- Behinderung der Fruchtdrehung (Myome, Makrosomie)
- verminderte Fruchtwassermenge
- angeborene Uterusanomalien (Doppelbildungen, Septen, Uterus arcuatus)
- vermehrte kindliche Beweglichkeit (Hydramnion, nach Geburt des ersten Zwillings)

Risiken (prozentuale Anteile stark schwankend)
- neurologische Defizite (motorische Retardierungen, infantile Zerebralparesen)

- Hüftluxationen bei extended legs
- im Vergleich zur Schädellage doppelt so hohe Rate antepartaler Todesfälle durch schwere Hypoxie/Asphyxie

Diagnostik
Ultraschall, 3. Leopold-Handgriff

Vorgehen
Unabhängig vom Entbindungsmodus besteht bei allen BEL eine erhöhte kindliche Morbidität und Mortalität. Eine Sectio ist in unteren und hohen Gewichtsklassen von Vorteil. Die Definition von Auswahlkriterien und Verfahrensweisen für eine vaginale Geburt ist schwierig (wenn sie so risikoarm wie die Sectio sein soll).

- **unreifes Kind** (28.–34. SSW): elektive Sectio
- **reifes Kind** (>37. + 0. SSW): Vaginalgeburt möglich, wenn:
  - ein cephalopelvines Missverhältnis ausgeschlossen ist
  - das geschätzte Geburtsgewicht nicht deutlich mehr als 3.500 g beträgt
  - keine reine Fußlage vorliegt (hier besser primäre Sectio)
  - eine Hyperextension des Kopfes ausgeschlossen ist
  - schwere fetale Fehlbildungen vorliegen (hier Vaginalgeburt Methode der Wahl)
  - bei potentiell möglicher protrahierter vaginaler Geburt (hoch stehender Steiß bei unreifer Zervix, Steiß tritt nicht tiefer, trotz guter Wehen und Muttermunderöffnung): **großzügige Indikation zur sekundären Sectio**
  - bei Zusatzkriterien (z. B Diabetes mellitus, Plazentainsuffizienz, pathologisches CTG): **großzügige Indikation zur Sectio**

Absolute Sectioindikation
- Conjugata vera obstetrica <11,5 cm
- Differenz zwischen Conjugata vera obstetrica und biparietalem Durchmesser (bip) < 1,5 cm bei Nulliparae, < 1 cm bei Multiparae

Äußere Wendung (> 37. SSW)
Nähere Einzelheiten siehe hierzu in einschlägigen geburtshilflichen Lehrbüchern!

Voraussetzung zur vaginalen Geburtsleitung bei BEL

(nach Feige und Krause, 1998) Lit?

- geübtes geburtshilfliches Team (mindestens 2 Ärzte in der Klinik anwesend, davon 1 Facharzt)
- 24 h Anästhesiepräsenz
- 24 h Neonatologiepräsenz
- E-E-Zeit < 20 min (Entscheidung-Entbindung)
- sub partu kontinuierliches CTG
- sub partu Verfügbarkeit von Fetalblutanalyse und Ultraschall

Vaginale Entwicklung aus BEL

- Manualhilfe nach Bracht
- assistierte Manualhilfe
- Armlösung (klassisch, nach Müller, nach Lövset, kombiniert nach Bickenbach)
- Handgriff nach Veit-Smellie (Entwicklung des nachfolgenden Kopfes)
- Forceps/Vakuum am Steiß
- Episiotomie (großzügige Indikation, um zu hohe Zugkräfte im Halswirbelbereich mit der Gefahr der Traumatisierung (z. B. obere Plexuslähmung) zu vermeiden)

Anhang: Notfallpläne

A.1 Grundsätze des Notfallmanagements

Risikomanagement: Ein definiertes Risikomanagement bei allen intrapartalen Notfallsituationen ist Pflicht (für alle bindende Dienstanweisung, regelmäßige interne Fortbildungen).
Facharztpräsenz: Es muss immer ein Facharzt vor Ort sein!
Obligate Logistik: Anästhesie, kontinuierliche Überwachung der Vitalparameter, großlumiger i. v. Zugang, Labor mit Kreuzblut, Substitution von Erythrozyten-/Thrombozytenkonzentraten und Frischplasma.
Das Vorliegen eines Kreißsaalleitfadens oder -handbuches ist eine „conditio sine qua non"! Darin enthalten sollten sein:
- begründete Aussagen (*engl. evidence-based*) gemäß AWMF-Leitlinien betreffs diagnostischen und therapeutischen Vorgehens im Sinne einer Dienstanweisung
- klares Risikomanagement speziell bei: Atonie, Schulterdystokie, BEL (Alarmpläne, Notfallfunksystem)

Die in dem **Kreißsaalleitfaden** enthaltenen Anweisungen sollten **d**urchdacht, **e**infach, **p**roblembezogen und **p**raktikabel sein **(Depp-Regel).**

A.2 Vorzuhaltende Logistik bei geburtshilflichen Notfällen

- **großlumiger Venenzugang** bei Komplikationen aller Art
- **Bereitstellen von Uterotonika** (Oxytocin, Methergin®), **Prostaglandinen** (z. B. Sulproston: Nalador®)
- **Logistik prüfen betreffs:**
  - Verfügbarkeit eines **Notfall-Labors** (Blutbild, BGA, aPTT, Quick bzw. INR, AT, Fibrinogen, evtl. TEG)
  - **Anästhesist** in Bereitschaft (im Haus)
  - **erfahrener Geburtshelfer** (im Haus)
  - **Blutbank verfügbar:** Durchführung der Kreuzprobe, zeitnahe Beschaffung von Erythrozytenkonzentraten und Frischplasma

– Verfügbarkeit von Gerinnungsfaktoren (Fibrinogen, rFVIIa, (NovoSeven®), Antifibrinolytika)

A.3 Management bei Hämorrhagie

1. Primäre Schritte
- **Uterus entleeren:** Entbinden und Plazenta oder Reste davon entfernen
- **Kontraktionsmittel:** Orasthin, Methergin, Pabal®
- **Uterusmassage, bimanuelle Kompression**
- **chirurgische Versorgung von Geburtsverletzungen**

2. Bei fortbestehender unkontrollierte Blutung
- **Blasenkatheter**
- **Medikamentöse Therapie mit Prostaglandin:** Sulproston (Nalador®) 1,7-maximal 8,3 µg/min; (darf nicht intrazervikal oder intramyometral appliziert werden (▶ AWMF-Leitlinie: Nr. 015/031 (8/2008)).

3. Bei Gerinnungsstörungen
- **Tranexamsäure:** 1 g i. v. (zur Hemmung der Fibrinolyse: Gefahr einer unkontrollierten intravaskulären Gerinnung vermeiden)
- Aprotinin ist heute obsolet (wurde aufgrund seiner NW vom Markt genommen)
- **rFVIIa 90 µg/kg KG i. v., wiederholbar nach 15–30 min**

4. Chirurgische Intervention
- **Uterustamponade, z. B. Bakri Tamponade Ballon** (Belassen für 24 h, falls ungenügend wirksam: chirurgische Therapie)
- **Laparotomie**
  Aortenkompression
  Uteruskompressionsnähte
  arterielle Ligaturen
  Hysterektomie
- **Radiologisch**
  selektive arterielle Embolisation
  temporärer A. iliaca interna-Ballon (chirurgische Blutungskontrolle)

Chirurgische Maßnahmen mit dem Ziel, den Uterus zu erhalten
- **Uteruskompressionsnähte**
  Klassische B-Lynch-Technik („Hosenträgernaht")
  Kompressionsnähte nach Pereira
  Methode nach Cho
  Z-Naht nach Kainer
- **abdominelle Ligatur der A. uterina**
- schrittweise **uterine Devaskularisation**
- **Ligatur der Arteria iliaca interna**
- **Laparoskopie:** Anlage passagerer Uterinaclips (Yasargil-Clip)
  bds., die im Wochenbett laparoskopisch wieder entfernt werden

Arterielle Katheterembolisation

Relative Kontraindikationen für uteruserhaltende Maßnahmen
- ausgedehnte plazentare Implantationsstörung (Plazenta increta/
  percreta), bei der das Implantationsbett der Plazenta eröffnet ist,
  therapieresistent blutet oder große Uteruswandanteile einnimmt
- nicht rekonstruierbare Uterusverletzung
- septischer Uterus

Postpartale Hysterektomie
Ultima Ratio bei durch konservative Maßnahmen nicht beherrschbarer postpartaler Blutung (Häufigkeit: ca. 1 : 2500 Geburten).

A.4 Management bei Atonie

Diagnose
- Anstieg des Fundus uteri, weicher, schlaffer Uterus, meist intermittierende, schwallartige Blutung
- Ausschluss von Plazentaresten (Sonographie) und Geburtsverletzung (Spiegeleinstellung)

Therapie
Mechanisch-physikalisch:
- Entleeren der Harnblase
- Eisblase auf den Uterus

- Crede-Handgriff
- Hamilton-Handgriff (▶ Abb. 6.3 und 6.4)

Medikamentös

> **Merke:** Uterotonikagabe sollte nach festem, für Hebammen/Ge-
> burtshelfer zugänglichem Applikationsschema (Klinikleitfaden,
> Notfallschema) erfolgen.

Oxytocin i. v. (first line-Präparat zur Uterustonisierung): **3 IE als
Bolus** unverdünnt, dann **20–40 IE in 500 ml Infusion** (Ringer-Lak-
tat-Lösung); Wirkungseintritt nach i. v.-Gabe innerhalb von 1 min,
bei i. m.-Gabe (maximal 10 IE) nach 3–5 min.
**Minimale effektive Dosis von Oxytocin i.v. (ED90): 0,35 IE
Halbwertszeit: 4–10 min**

Methylergometrin (Methergin®) 0,2–0,5 mg i. m. oder i. v.
1 Ampulle (1 ml) enthält 0,2 mg. In Deutschland zugelassen als
langsame i. v. Gabe bis zu 0,1 mg (eine halbe Ampulle) bei verstärkter postpartaler Blutung (maximale i. v. Dosis).

**Bei Versagen von Oxytocin unverzüglich: Prostaglandine syste-
misch PGE2-Derivat (Erhaltungsdosis 1,7 ml/min, Tagesmaximaldosis 1500 μg!):** Sulproston (Nalador®) i. v. 1,7–8,3 μg/min binnen 30–120 min) nicht in Kombination mit Orasthin; darf nicht
intrazervikal oder intramyometrial injiziert werden (deletär bei
sich potenzierendem kardiovaskulärem Nebenwirkungsprofil).
Prostaglandine lokal: Nalador® getränkte Tamponade

Bei Versagen der intravenösen Prostaglandinapplikation:
Pabal® (Carbetocin): nach Plazentalösung 100 μg Pabal® i. v.
Zugelassene Indikation: Atonie-Prophylaxe bei Sectio

> **Cave:** Kein zeitgleicher Einsatz von Pabal® und Oxytocin (ähnli-
> ches gilt auch für Methergin und Prostaglandine), da Pabal® und
> Oxytocin an dieselben Rezeptoren binden und sich daher ihre
> Wirkung bezüglich der Ausbildung einer Hypertonie kumuliert.

Merke: Kommt es nach Anwendung von Pabal® erneut zu einer starken Blutung, dann können nach 60 min alle zugelassenen Uterotonika angewendet werden.

Cave: Bei Migräne, Asthma und kardiovaskulären Erkrankungen, bei denen eine schnelle Erhöhung des extrazellulären Wassers den überlasteten Organismus gefährden kann.

A.5 Management Schulterdystokie

Vorgehen bei Schulterdystokie (Turtle-Phänomen, hoher Schultergradstand)
- Oberarzt/Chef und Neonatologen sowie Anästhesisten rufen lassen
- roten Knopf drücken/drücken lassen oder anderen Alarm **(Notruf)**

Merke: kein Kristeller-Handgriff
kein abdomineller Druck
keine Überdrehung
kein Ziehen oder Absenkung des Kopfes

Aktionen
- Notfalltokolyse (Beendigung der Oxytocingabe)
- Beine in den Hüften maximal strecken, dann starke Flexion und Abduktion (McRoberts-Manöver)
- Episiotomie (bei Indikation fakultativ)
- vaginale Rotation des vorderen Schulterblattes (Rubin)
- vaginale Rotation der hinteren Schulter (Wood)
- Lösen des Armes in der Kreuzbeinhöhle (Jacquemier)
- Hänge-Lagerung nach Walcher und Vierfüßlerstand, Wiederholung des McRoberts-Manövers

Ultima Ratio:
- Rotation der Schulter nach Uterotomie (Martius)
- Symphysiotomie
- Manöver nach Zavanelli (Kopf in den Uterus reponieren, dann Sectio)

A.6 Der juristische Notfallkoffer® – Verhalten nach einem Zwischenfall

Rolf-Werner Bock

Für den „medizinischen Notfall" weiß jede Ärztin und jeder Arzt, welche Maßnahmen akut erforderlich sind. In gleicher Weise bedarf es jedoch eines „juristischen Zwischenfallmanagements", wenn nach Behandlungskomplikationen forensische Auseinandersetzungen drohen bzw. seitens des Patienten eine Schadensanmeldung erfolgt oder staatsanwaltschaftliche Ermittlungen aufgenommen werden. In Kliniken mangelt es vielfach entsprechender organisatorischer Maßgaben. Daher enthält folgende **Checkliste** die wichtigsten Regeln,

– wie man sich im Konfliktfall mit dem Patienten **als Ärztin und Arzt persönlich zu verhalten** hat bzw.
– welche Maßnahmen für **Kliniken** essentieller Bestandteil eines **organisatorisch vorzugebenden strukturierten Zwischenfallmanagements** unter juristischen Kriterien sein müssen:

1. Adäquate Kommunikation im gesamten Behandlungsverlauf; insbesondere im Konfliktfall, nach einem Zwischenfall oder bei einem Behandlungsmisserfolg mit Schadensfolge

– Suchen Sie das offene und ehrliche Gespräch mit dem Patienten bzw. seinen Angehörigen.
– Eine solche Aussprache muss gut vorbereitet werden und sollte aus Beweisgründen nur in Anwesenheit eines Gesprächszeugen stattfinden.
– Kein Schuldanerkenntnis; Absehen von Wertungen und Hypothesen zu Ursachenzusammenhängen und zum Verhalten sonstiger Beteiligter
– Dokumentation von Gesprächsinhalt und -verlauf
– Keine unterschiedlichen Auskünfte von verschiedenen Personen

2. Erstellung eines Gedächtnisprotokolls, Komplettierung der Krankenunterlagen und Anfertigung von Fotokopien

- Jeder Betroffene muss für sich persönlich genaue Aufzeichnungen zum Geschehen im Sinne eines Gedächtnisprotokolls zum Geschehen fertigen.
- Vervollständigung der Krankenblattdokumentation mit Kennzeichnung der Nachträglichkeit (Eintragungsdatum)
- Fertigen Sie von sämtlichen Krankenunterlagen Kopien bzw. Duplikate an.

3. Keine Zeugenbeeinflussung und keine Unterdrückung oder Veränderung vorhandener Krankenunterlagen

4. Mitteilungspflichten und Stellungnahmen

- Unverzügliche Meldung jedes Schadensereignisses an Vorgesetzte, die Klinikverwaltung, den zuständigen Haftpflichtversicherer
- Bei der Fertigung von schriftlichen Stellungnahmen Beschränkung auf die Schilderung des Tatbestandes ohne alle Wertungen
- Interne Mitteilungen und Stellungnahmen stellen Verwaltungsvorgänge dar und sind daher nicht den Krankenunterlagen beizugeben.

5. Herausgabe von Krankenunterlagen; Mitteilung des Haftpflichtversicherers

- Der Patient hat ein Recht auf Einsicht in die ihn betreffenden Krankenunterlagen.
- Das Einsichtsrecht wird praktisch umgesetzt, indem dem Patienten Kopien der Krankenunterlagen unter Bestätigung der Vollständigkeit und Richtigkeit ausgehändigt werden; grundsätzlich keine Herausgabe von Originaldokumenten.
- Auf Verlangen des Patienten ist ihm der zuständige Haftpflichtversicherer samt Anschrift und Nummer des Versicherungsscheins mitzuteilen.
- Bei kriminalpolizeilichen Sicherstellungs- und Beschlagnahmemaßnahmen wegen Behandlungsfehlervorwürfen freiwillige Herausgabe der Behandlungsunterlagen

6. **Regulierungsvollmacht des Haftpflichtversicherers beachten; Gutachterkommission**
   - Mit Einverständnis des Haftpflichtversicherers kann die mit dem Patienten abgestimmte Anrufung der zuständigen ärztlichen Gutachterkommission bzw. Schlichtungsstelle der außergerichtlichen Streitbeilegung dienen.

7. **Sicherstellung korrekter Erstellung einer Todesbescheinigung**

8. **Adäquates prozessuales Agieren im Zusammenwirken mit dem beauftragten anwaltlichen Vertreter**

9. **Rechte und Pflichten als Zeuge oder Beschuldigter im Strafverfahren beachten**
   - Vor allem als „Beschuldigter": Umgehende Beauftragung eines Rechtsanwalts als Verteidiger
   - Geltendmachung des Auskunfts- bzw. Aussageverweigerungsrechts; als „Beschuldigter" keine Einlassung zur Sache ohne vorherige Akteneinsicht

10. **Umgang mit Medien**
    - Grundsätzlich gilt, möglichst jegliche Publizität zu vermeiden.
    - Professionelles Agieren
    - Äußerungen allenfalls vorbereitet und koordiniert

Diese Verhaltensempfehlungen bilden keine starren Regeln, sondern stellen als **Juristischer Notfallkoffer**® vielfach erprobte und in der Praxis bewährte allgemeine Hinweise dar, mit denen forensischen Auseinandersetzungen nach Komplikationen und Streitfällen vorgebeugt, Zivilprozesse sinnvoll begleitet und die Verteidigung in einem eventuellen Strafverfahren vernünftig gestaltet werden können.

Literatur
Bock, R.-W., Recht für Krankenhaus und Arztpraxis, Berlin 2009
Bock, R.-W., Verteidigung in Arztstrafsachen; in: Widmaier, G. (Hrsg.), MAH Strafverteidigung, München 2006, S. 1800 ff.
Ulsenheimer, K., Arztstrafrecht in der Praxis, Heidelberg 2008, 4. Aufl.

Literatur

Acker DB. A shoulder dystocia interwntion form. Obstet Gynecol (1991) 78: 150–151

ACOG Practice Bulletin: Clinical Management Guidelines for Obstetrician-Gynecologists Number 76, October 2006; postpartum hemorrhage. Obstet Gynecol (2006) 108: 1039–1047

Ahonen J, Jokela R. Recombinant factor VII for life-threatenning postpartum haemorrhage. Br J Anaesth (2005) 94: 592–595

Ahonen J, Jokela R, Korttila K. An open non-randomized study of recombinant activated factor VII in major postpartum haemorrhage. Acta Anaesthesiol Scand (2007) 51: 929–936

Ananth CV, Smulian JC, Vintzileos AM. The association of placenta previa with history of cesarean delivery and abortion: a meta-analysis. Am J Obstet Gynecol (1997) 177: 1071–1078

AWMF-Leitlinie: Anwendung von Prostaglandinen in Geburtshilfe und Gynäkologie Nr. 015/031 8/2006; www.awmf-online.de

AWMF-Leitlinie: Diagnostik und Therapie peripartaler Blutungen, Nr. 015/063, 6/2008

AWMF-Leitlinie: Off-Lable-Use in Gynäkologie und Geburtshilfe, Nr. 015/057, 4/2007

Bais JMJ, Eskes M, Pel M, Bonsel GJ, Blecker OP. Postpartum haemorrhage in nulliparous women: incidence and risk factors in low and high risk women. A Dutch population-based cohort study on standart (=>500 ml) and severe (= 1000 ml) postpartum haemorrhage. Eur J Obstet Gynecol Repord Biol (2004) 115: 166–172

Bakri YN, Amri A, Abdul Jabbar F. Tamponade-balloon for obstetrical bleeding. Int J Obstet Gynecol Obstet (2001) 74: 139–142

Barthels M, von Depka M. Erworbene Koaguopathien: Disseminierte intravasale Gerinnungs-(DIC)/Verbrauchskoagulopathie. In: Barthels M, von Depka M (Hrsg.). Das Gewinnungskompendium. Georg Thieme Verlag, Stuttgart-New York, (2003) 91–115

Bloom AI, Verstandig A, Gielchinsky Y, Nadiari M, Elchalal U. Arterial embolisation for persistent primary postpartum haemorrhage: bevor or after hysterectomy? BJOG (2004) 111: 880–884

Bodner LJ, Nosher JL, Gribbin C, Siegel RL, Beale S, Scorza W. Balloon assisted occlusion of the internal iliac arteries in patients with placenta accrete/percreta. Cardiovasc Intervent Radiol (2006) 29: 354–361

Bonik K, Rode MD, Broder M. Therapie von Fibrinogenmangelzuständen. Hämostaseologie (1996) 16: 194–199

Boucher M, Nimrod CA, Tawagi GF, Meeker TA, Rennicks White RE, Varin J. Comparison of carbetocin and oxytocin for the prevention of postpartum hemorrhage following vaginal delivery: a double-blind randomized trial. J Obstet Gynaecol Can (2004) 26: 481–488

Brezinka C. Pathologie der Plazentarperiode. In: Schneider H, Husslein P, Schneider KTM (Hrsg.). Geburtshilfe, 2. Auflage Springer, Berlin, (2004) 853–867

Burroughs AK, Matthews K, Qadiri M, Thomas N, Kernoff P, Tuddenham E, McIntyre N. Desmopressin and bleeding in time in patients with cirrhosis. Br Med J (Clin Res Ed) (1985) 291: 1377–1381

Caritis S, Sibai B, Hauth J, Lindheimer MD, Klebanoff M, Thom E, VanDorsten P, Landon M, Paul R, Miodovnik M, Meis P, Thurnau G. Low dose aspirin to prevent preeclampsia in women at high risk. N Engl Med J (1998) 338: 701–708

Carvalho JCA, Balki M, Kingdom J, Windrim R. Oxytocin requirements at elective caesarean delivery: a dose-finding study. Obstet Gynecol (2004) 104: 1005–1010

Charbit B et al. The decrease of fibrinogen is an early predictor of the severity of postpartum hemorrhagl. J of Thrombosis and Haemostasis (2006) 5: 266–273

Cho JH, Jun HS, Lee CN. Hemostatic suturing technique for uterine bleeding during caesarean delivery. Obstet Gynecol (2000) 96: 129–131

Clark SL, Hankins GD, Dudley DA, Dildy GA, Porter TF. Amniotic fluid embolism: Analysis of the national registry. Am J Obstet Gynecol (1995) 172: 1158–1167

Clark SL. New concepts of amniotic fluid embolism: a review. Obstet Gynecol Surv (1990) 45: 360–368

Comstock CH. Antenatal diagnosis of placenta accrete: a review. Ultrasound Obstet Gynecol (2005) 26: 89–96

Condous GS, Arulkumaran S, Symounds I, Chapmen R, Sinha A, Razvi K. The „tamponade test" in the management of massive postpartum hemorrhage. Obstet Gynecol (2003) 101: 767–772

Deux JF, Bazot M, Le Blanche AF, Tassart M, Khalil A, Berkane N, Uzan S, Boudghene F. Is selective embolization of uterine arteries a safe alternative to hysterectomy in patients with postpartum hemorrhage? AJR Am J Roentgenol (2001) 177: 145–149

Dilthey G, Dietrich W, Spannagl M, Richter JA. Influence of desmopressin acetate on homologous blood requirements in cardiac surgical patients pretreated with aspirin. J Cardiothorac Vasc Anesth (1993) 7: 425–430

Duthie SJ, Ven D, Yung GL, Guang DZ, Chan SY, Ma HK. Discrepancy between laboratory determination and visual estimation of blood loss during normal deliyery. Eur J Obstet Gynecol Reprod Biol (1991) 38: 119–124

Erber WN. Massive blood transfusion in the elective surgical. Transfus Apher Sci (2002) 27: 83–92

Fergusson DA, Hebert PC, Mazer CD, Fremes S, MacAdams C, Murkin JM, Teoh K, Duke PC, Arellano R, Blajchman MA, Bussières JS, Côté D, Karski J, Martineau R, Robblee JA, Rodger M, Wells G, Clinch J, Pretorius R; BART Investigators. A comparison of aprotinin and lysine analogues in high-risk cardiac surgery. N Engl J Med (2008) 358: 2319–2331

Fiedler F. Rekombinanter Faktor VIIa bei Massivtransfusion: Pro Anästh Intensivmed (2007) 48: S174–176

Franchini M, Lippi G, Franchi M. The use of recombinant activated factor VII in obstetric and gynaecologic haemorrhage. BJOG (2007) 114: 8–15

Franchini M. The use of recombinant factor VII in life-threatening postpartum hemorrhage. Transfusion Alternatives in Transfusion Medicine (2007) 9: 1–7

Gai MY, Wu LF, Su QF, Tatsumoto K. Clinical observation of blood loss reduced by tranexamic acid during and after caesarean section: A multicenter, randomized trial. Eur J Obstet Gynecol Reprod Biol (2004) 112: 154–157

Gilbert WM, Danielsen B. Amniotic fluid embolism: decreased mortality in a population-based study. Obstet Gynecol (1999) 93: 973–977

Gowri V, Al Hinai A. Postpartum second degree heart block induced by methergine Int J Gynaecol Obstet (2003) 81: 227–229

Grady K, Howell CH, Cox C. Managing obstetric Emergencies and trauma; ROCG Press, 2. edition (2007) p 178

Grottke O, Henzler D, Rossaint R. Use of blood and blood products in trauma. Pract Res Clin Anaesthesiol (2007) 21: 257–270

Grottke O, Henzler D, Spahn DR, Rossaint R. Koagulopathie. Bedeutung beim Polytraumatisierten Patienten und aktuelle Aspekte der Gerinnungstherapie. Anaesthesist (2007) 56: 95–100

Grundman C, Plesker R, Kusch M, Hanschmann KM, Eich S, Seitz R, König H. Prothrombin overload causes thromboembolic complications in prothrombin complex concentrates: in vitro and in vivo evidence. Thromb Haemost (2005) 94: 1338–1339

Hayashi Y, Ibe T, Kawato H, Futamura N, Koyabu S, Ikeda U, Shima-da K. Postpartum acute myocardial infarction induced by ergonovi-ne administration. Intern Med (2003) 42: 983–986

Hebisch G, Huch A. Vaginal uterine artery ligation avoids high blood loss and puerperal hysterectomy in postpartum hemorrhage. Obstet Gynecol (2002) 100: 574–578

Heilmann L, Rath W. Thrombophilie in der Schwangerschaft. UNI-MED (2002)

Hellstern P, Halbmayer WM, Kohler M, Seitz R, Muller-Berghaus G. Prothrombin complex concentrates: indications, contraindications, and risks: a task force summary. Thromb Res (1999) 95: S3–6

Hiippala ST, Myllyla GJ, Vahtera EM. Hemostatic factors and replace-ment of major blood loss with plasma-poor red cell concentrates. Anesth Analg (1995) 81: 360–165

Henrich W, Fuchs I, Ehrenstein T, Kjos S, Schneider A, Dudenhausen JW. Antenatal diagnosis of placenta percreta with planned in situ retention and methoterxate therapy in a women infected with HIV. Ultrasound Obstet Gynecol (2002) 20: 90–93

Hiippala S. Replacement of massive blood loss. Vox Sang (1998) 74: 399–407

Hofmeyr GJ, Walraven G, Gulmezoglu AM; Maholwana B, Alfirevic Z, Villar J. Misoprostol to treat portpartum haemorrhage: asystema-tic review. BJOG (2005) 112: 547–533

Jacobs AJ, Causes and treatment of postpartum hemorrhage (®2007) UpToDate®; http://www.utdol.com/utd/store/index.do

Jambor C, Görlinger K. Einsatz von Antifibrinolytika bei Massivtrans-fusionen. Anästh Intensivmed (2007) 48: S167–173

Jaraquemada JMP, Pasareti M, Nassif JC, Hermosid S. Anterior placen-ta percreta: surgical approach, hemostasis and uterine repair: Acta Obstet Gynecol Scand (2004) 83: 738–74

Joseph KS, Rouleau J, Kramer MS, Young DC, Liston RM, Baskett TF. Investigation of an increase in postpartum haemorrhage in Canada. BJOG (2007) 114: 751–759

Kainer F, Schiessl B, Kästner R. Geburtshilfliche Notfälle. Geburtsh und Fraunenheilk (2003) 63 (Refresher): R 161–R184

Kainer F. Facharzt Geburtsmedizin, Urban + Fischer, München, Je-na, 1. Auflage (2006) Kühnert M: Intrauteriner Fruchttod, 797–807

Kashuk JL, Moore EE, Johnson JL, Haenel J, Wilson M, Moore JB, Co-thren CC, Biffl WL, Banerjee A, Sauaia A. Postinjury life threatening coagulopathy: is 1 : 1 fresh frozen plasma: packed red blood cells the answer? J Trauma (2008) 65: 261–270

Koonin LM, MacKay AP, Berg CJ, Atrash HK, Smith JC. Pregnancy-related mortality surveillance-United States, 1987–1990. MMWR CDC Surveill Summ. (1997) 46: 17–36 eingefügt fehlte

Langenbach C. Misoprostol in preventing postpartum hemorrhage: a meta-analysis. Int J Gynecol Obstet (2006) 92: 10–18

Lapaire O, Schneider MC, Stotz M, Surbek DV, Holzgreve W, Hoesli IM. Oral misoprostol vs. intravenous oxytocin in reducing blood loss after emergency cesarean section. Int J Gynecol Obstet (2006) 95: 2–7

Lee W, Kirk JS, Comstock CH, Romero R. Vasa praevia prenatal diagnosis, natural evolution and clinical outcome. Obstet Gynecol (2000) 95: 572–576.

Leitlinien der Bundesärztekammer zur Therapie mit Blutkomponenten und Plasmaderivaten (2008) http://www.baek.de/page.asp?his=0.6.3288.6716

Lier H, Krep H, Schroeder S, Stuber F. Preconditions of hemostasis in trauma: a review. The influence of acidosis, hypocalcemia, anemia, and hypothermia on functional hemostasis in trauma. J Trauma (2008) 65: 951–960

Lin YH, Seow KM, Hwang JL, Chen HH. Myocardial infarction and mortality caused by methylergonovine. Acta Obstet Gynecol Scand (2005) 84: 1022

Lynch BC, Coker A, Lawal AH, Abu J, Cowen MJ. The B-Lynch surgical technique for the control of massive postpartum haemorrhage: an alternative to hysterectomy? Five case reports. Brit J Obstet Gynaecol (1997) 104: 372–375

Macphail S, Talks K. Massive post-partum haemorrhage and management of disseminated intravascular coagulation.Curr Obstet Gynecol (2004) 132–141

Magann EF, Evans S, Chauhan SP, Lanneau G, Fisk AD, Morrison JC. The length of the third stage of labor and risk of postpartum hemorrhage. Obstet Gynecol (2005) 105: 290–229

Maier RC. Control of postpartum hemorrhage with uterine packing. Am J Obstet Gynecol (1993) 169: 317–323

Mannucci PM. Desmopressin (DDAVP) in the treatment of bleeding disorders: the first 20 years. Blood (1997) 90: 2515–2521

Mannucci PM, Remuzzi G, Pusineri F. Lombardi R, Valsecchi C, Mecca G, Zimmerman TS. Deamino-8-D-arginine vasopressin shortens the bleeding time in uremia. N Engl J Med (1983) 308: 8–12

Martinowitz U, Michaelson M. Guidelines for use of recombinant activated factor VII (rFVIIa) in uncontrolled bleeding: a report by the Israel Multidisciplinary rFVIIa Task Force. J Throm Haemost (2005) 3: 640–648

Moscardo F, Perez F, de la Rubia J, Balerdi B, Lorenzo JI, Senent ML, Aznar I, Carceller S, Sanz MA. Successful treatment of severe intra-abdominal bleeding associated with disseminated intravascular coagulation using recombinant activated factor VII. Br J Haematol (2001) 114: 174–176

O'Brien JM, Barton JR, Donaldson ES. The management of placenta percreta: conservative and operative strategies. Am J Obstet Gynecol (1996) 175: 1632–1638

O'Connell KA, Wood JJ, Wise RP, Lozier JN, Braun MM. Thromboembolic adverse events after use of recombinant human coagulation factor VIIa. JAMA (2006) 295: 293–98

Ojala K, Perala J, Kariniemi J, Ranta P, Raudaskoski T, Tekay A. Arterial embolization and prophylactic catheterization for the treatment for severe obstetric hemorrhage. Acta Obstet Gynecol Scand (2005) 84: 7075–1080

O'Leary JA, Leonetti HB. Shoulder dystocia: prevention and treatment. Am J Obstet Gynecol. (1990) 162: 5–9

O'Leary JA. Uterine artery ligation in the control of post ceasarean hemorrhage. J Reprod Med (1995) 40: 189–193

Ornan D, White R, Pollak J, Tal M. Pelvic embolization for intractable postpartum hemorrhage: long-term follow-up and implications for fertility. Obstet Gynecol (2003) 102: 904–910

Ozounian JG, Gherman RB. Shoulder dystocia are historic risk factors reliable predictors? Am J Obstet Gynecol (2005) 192: 1933–1935

Oyelese Y, Smulian JC. Placenta previa, placenta accrete, and vasa previa. Obstet Gynecol (2006) 107: 927–941

Pereira A, Nunes F, Pedroso S, Saraiva J, Retto H, Meirinho M. Compressive uterine sutures to treat postpartum bleeding secondary to uterine atony. Obstet Gynecol (2005) 106: 569–572

Pfanner G, Kilgert K. Geburtshilfliche Blutungskomplikationen. Hämostaseologie (2006) 26 (Suppl. 1): S56–S63

Pinder AJ, Dresner M, Calow C, Shorten GD, ORiordan J, Johnson R. Haemodynamic changes caused by oxytocin durind caesarean section under spinal anaesthesia. Int J Obstet Anesth (2002) 11: 156–159

Porcu G, Roger V, Jacquier A, Mazouni C, Rojat-Habib MC, Girard G, Pellegrin V, Bartoli JM, Gamerre M. Uterus and bladder necrosis after uterine artery embolisation for postpartum haemorrhage. BJOG (2005) 112: 122–123

Rath W, Schierbrock S, Heilmann L. Rekombinanter Faktor VIIa – eine neue vielversprechende Option zur Behandlung schwerer peripartaler Blutungskomplikationen Geburtsh Frauenheilk (2006) 66: 833–840

Reed RL 2nd, Ciavarella D, Heimbach DM, Baron L, Pavlin E, Counts RB, Carrico CJ. Prophylactic platelet administration during massive transfusion. A prospective, randomized, double-blind clinical study. Ann Surg (1986) 203: 40–48

Rizvi F, Mackey R, Barrett T, McKenna P, Geary M. Successful reduction of massive postpartum haemorrhage by use of guidelines and staff education. BJOG (2004) 111: 495–498

Rump G, Frietsch T, Pötzsch B. Rekombinanter Faktor VIIa bei Massivtransfusionen: Contra. Anästh Intensivmed (2007) 48: S192–195

Samama CM, Djoudi R, Lecompte T, Nathan N, Schved JF. Perioperative platelet transfusion. Recommendations of the French Health Products Safety Agency. (AFSSAPS) 2003. Minerva Anestesiol (2006) 72: 447–452

Scherer RU, Giebler RM. Perioperative Gerinnungsstörungen. Anästhesiol Intensivmed Notfallmed Schmerzther (2004) 39: 415–443

Schuurmans N, Mackinnin C, Lane C et al. Prevention and management of postpartum haemorrhage. J Soc Obstetricians Gynaecologists Canada (2000) 88: 271–281

Seror J, Allouche C, Elhaik S. Use of Sengstaken-Blakemore tube in massive postpartum hemorrhage: a series of 17 cases. Acta Obstet Gynecol Scand (2005) 84: 660–664

Smith J, Mousa HA. Peripartum hysterectomy for primary postpartum haemorrhage: incidence and maternal morbidity. J Obstet Gynaecol (2007) 27: 44–47

Soncini E, Pelicelli A, Larini P, Marcato C, Monaco D, Grignaffini A. Uterine artery embolization in the treatment and prevention of postpartum hemorrhage. Int J Gynaecol Obstet (2007) 96: 181–185

Spahn DR. Strategies for transfusion therapy. Best Pract Res Clin Anaesthesiol (2004) 18: 661–673

Spahn DR, Rossaint R. Coagulopathy and blood component transfusion in Trauma. Br J Anaesth (2005) 95: 130–139

Sperry JL, Ochoa JB, Gunn SR, Alarcon LH, Minei JP, Cuschieri J, Rosengart MR, Maier RV, Billiar TR, Peitzman AB, Moore EE; Inflammation the Host Response to Injury Investigators. An FFP:PRBC transfusion ratio >/=1:1.5 is associated with a lower risk of mortality after massive transfusion. J Trauma (2008) 65: 986–993

Sugg RM, Gonzales NR, Matherne DE, Ribo M, Shaltoni HM, Baraniuk S, Noser EA, Grotta JC. Myocardial injury in patients with intracerebral hemorrhage treated with recombinant factor VIIa. Neurology (2006) 67: 1053–1055

Stumpf M, Klar M, Woll J, Denschlag D: Radiologische Diagnostik in der Frühschwangerschaft. – Ist die gängige Praxis der „übertriebenen Vorsicht" wirklich notwendig? *Frauenarzt* (2008) 10: 914–917

Schulman S, Johnsson H. Heparin, DDAVP and the bleeding time. Thromb Haemost (1991) 65: 242–144

Sweeney G, et al. Pharmacokinetics of carbetocin, a long-acting oxytocin analogue, in nonpregnant women. Curr Ther Res (1990) 47: 528–540

Tamhane P, OSullivan G. Oxytocin in parturients with cardiac disease. Int J Obstet Anesth (2006) 15: 332–333

Thomas JS, Koh SH, Cooper GM. Haemodynamic effects of oxytocin given as i. v. bolus or infusion on women undergoing Caesarean section. Br J Anaesth (2007) 98: 116–119

Timmermanns S, van Hof AC, Duvekot JJ. Conservative management of abnormally invasive placentation. Obstet Gynecol Surv (2007) 62: 529–539

Tourne G, Collet F, Seffert P, Veyret C. Place of embolization of the uterine arteries in the management of post-partum haemorrhage: a study of 12 cases. Eur J Obstet Gynecol Reprod Biol (2003) 110: 29–34

Tsang ML, Wong WC, Kun KY, Tai CM, Ng TK, Lau KY, Wong TP. Arterial embolisation in intractable primary post-partum haemorrhage: case series. Hong Kong Med J (2004) 10: 301–306

Tsui BC, Stewart B, Fitzmaurice A, Williams R. Cardiac arrest and myocardial infarction induced by postpartum intravenous ergonovine administration. Anesthesiology (2001) 94: 363–364

Valeri CR, Feingold H, Cassidy G, Ragno G, Khuri S, Altschule MD. Hypothermia-induced reversible platelet dysfunction. Ann Surg (1987) 205: 175–181

Vincent JL, Rossaint R, Riou B, Ozier Y, Zidemann D, Spahn DR. Recommendations on the use of recombinant activated factor VII as an adjunctive treatment for massive bleeding: a European prespective. Crit care (2006) 10: 1–12

Wolberg AS, #Meng ZH, Monroe DM, 3rd, Hoffman M. A systematic evaluation of the effect of temperature on coagulation enzyme activity and platelet function. J Trauma (2004) 56: 1221–1228

Register

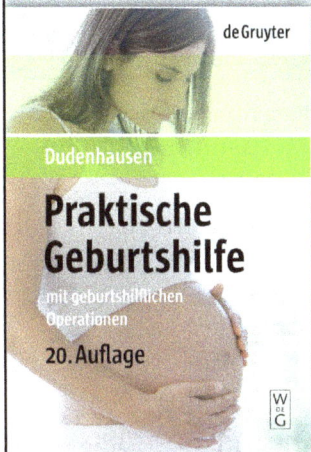

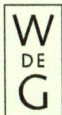

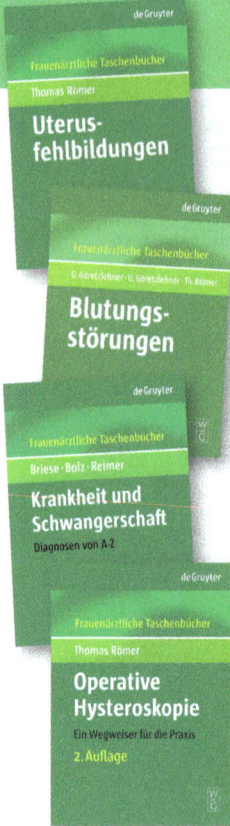